Mon Régime Paléo

4 semaines de recettes pour découvrir le régime Paléo

W0354436

Table of content

PRÉFACE

Emma Vickens est une nutritionniste professionnelle , connue dans ce domaine depuis des années. Elle connaît parfaitement les différents types de régime alimentaire disponibles et ceux qui sont les meilleurs pour vous.

Après des années à souffrir d'un trouble digestif sans trouver de solution efficace, Emma a décidé de mettre fin à sa souffrance en faisant ses propres recherches sur les différents types de régimes alimentaires ainsi que les diverses options de nutrition disponibles. C'est au bout de plusieurs années de recherches approfondies qu'Emma fût en mesure de comprendre parfaitement le secret d'un corps et d'un esprit sain. C'est notamment l'une des raisons qui l'ont poussée à écrire ce livre. L'un des meilleurs régimes alimentaires dans le monde est le régime Paléo, qui est actuellement utilisé par des millions de personnes dans le monde et ce, depuis 2,5 millions d'années. Non seulement ses avantages pour la santé sont considérables, mais il peut également aider à perdre du poids ainsi qu'à réduire les symptômes de nombreuses maladies. Ce livre a été écrit dans le but de vous aider à comprendre ce qu'est le régime paléo, et comment le commencer de la manière la plus efficace et la plus simple. Ce défi vous permettra de le commencer en douceur et vous apportera les bons conseils pour le continuer une fois ce livre terminé.

Emma Vickens croit fermement que vous êtes ce que vous mangez et à l'adoption de saines habitudes de vie. Son approche dans le domaine de la nutrition met l'accent sur les remèdes naturels par les aliments et les nutriments. Elle sait, par le biais de ses expériences, que le changement des habitudes; la façon dont vous mangez, la façon dont vous pensez à la nutrition sont des défis difficiles, mais elle sait aussi que la réussite de ce changement est ce qu'il y a de plus gratifiant.

Ses conseils les plus précieux seront toujours de se nourrir de fruits et légumes biologiques, de viande d'animaux élevés en pâture et à l'air libre et de boire de l'eau de source. Emma est persuadée que la nature nous a donné tout ce dont nous avons besoin pour vivre une vie saine, et que la société est en train de tuer tout cela. Conservateurs, viandes à base de protéines, produits chimiques dans les fruits et légumes, tout cela est plein de produits malsains qui provoquent des maladies et des cancers, rendent le corps faible, et réduisent le niveau d'énergie de notre corps à un niveau très bas.

Elle a récemment pris la route pour explorer différentes cultures, s'éduquer auprès de ceux qui cultivent dans les différents continents de ce monde. De villages en villages, elle a expérimenté toutes les cultures, les habitudes et l'alimentation saine que seulement quelques personnes continuent à cultiver. Mélanger ses connaissances avec ce qu'elle a appris est devenu une véritable occasion de partager.

Au cours des dix dernières années, elle a travaillé comme nutritionniste privée, a donné des cours de cuisine et a parlé publiquement. La dernière étape de son voyage est de mettre sur papier ce qu'elle a appris au cours de toutes ces années et elle espère inspirer le plus de monde possible à changer ses habitudes alimentaires afin de vivre plus sainement.

Tous les conseils et recettes prodigués dans cet ouvrage, ont tous été testés plusieurs fois et approuvés par une pharmacienne spécialisée en aromathérapie. Les huiles essentielles sont extrêmement puissantes, et chaque traitement doit être pris avec précaution, tout comme un traitement provenant de la médecine traditionnelle. De nombreux facteurs personnels tels que votre âge, votre condition physique ou votre terrain allergique doivent être pris en compte avant la prise d'un traitement aux huiles essentielles. Ces informations sont données à titre informatif et ne sauraient en aucun cas constituer une information médicale ou engager la responsabilité de l'auteur

Crédit photo de couverture: Brent Hofacker

INTRODUCTION

Dans le monde d'aujourd'hui, des millions de personnes consomment une alimentation malsaine quotidienne et de ce fait souffrent de problèmes physiques et mentaux. Le régime paléo a été utilisé pendant des années et est extrêmement efficace. Beaucoup de gens ressentent les premiers bienfaits peu après les vingts premiers jours.

Partout dans le monde, de plus en plus de gens essaient le régime paléo de part son authenticité et son efficacité. En comparaison à d'autres nouveau régimes "révolutionnaires", le régime paléo a prouvé maintes fois à quel point ses bienfaits surpassent ceux des autres.

Ce livre va vous expliquer comment adopter un mode de vie dit "paléo", afin de vous sentir en meilleure santé, augmenter vos niveaux d'énergie, et même perdre du poids. Avec "Le Régime Paléo d'Emma Vickens", vous allez pouvoir changer vos habitudes alimentaires en un rien de temps ainsi qu'apprendre de délicieuses recettes, faciles à préparer du petit déjeuner au dîner avec ,même une petite collation en fin d'après midi.

Ce livre comprend également des informations détaillées sur la façon dont vous pouvez commencer à relever le défi paléo. Il est scientifiquement prouvé que le changement d'habitude ne prend en général pas plus de 21 jours. Ce défi de 4 semaines à été particulièrement conçu pour vous guider dans l'adoption de cette nouvelle habitude, de manière progressive comprenant des recettes uniques pour chaque jour.

CHAPITRE 1

QU'EST-CE QUE LE RÉGIME PALÉO ?

Histoire

Le concept du régime paléo remonte à un livre qui a été publié par Walter Voegtlin, un expert gastroentérologue. En 1985, les idées du livre ont été développées plus en profondeur par Melvin Konner et Stanley Eaton, puis popularisé par Loren Cordain. Au cours de 2013, le régime Paléo a été la recherche la plus populaire pour la perte de poids sur google.

Le régime Paléo est l'un des nombreux régimes de perte de poids mis en avant au cours de ces dernières années, mais il est aussi réputé pour ses nombreux autres bienfaits dont nous parlerons tout au long de ce livre. Le régime est également basé sur les produits naturels. Ces produits qui vont à l'encontre de ceux de l'industrie alimentaire actuelle dont le seul but est de produire plus à moindre prix et de ce fait enduire la nourriture de produits chimiques afin qu'elle ait l'air toujours belle et se conserve plus longtemps.

Le régime paléo, également connu sous le nom du régime paléolithique, ou celui de l'homme des cavernes est basé uniquement sur les ingrédients disponibles à l'ère des humains paléolithiques. Il existe un grand nombre de façon d'expliquer le régime paléolithique. Il est constitué de légumes, de noix, de racines, de fruits, viandes et même de certains organes. D'autre part, il exclut certains types d'aliments comme les produits laitiers, les légumineuses, le sel, le café, les huiles traitées, et l'alcool. Le régime alimentaire est principalement basé sur la non-consommation des aliments transformés modernes que les gens ont commencé à manger après la révolution néolithique. La principale raison pour laquelle beaucoup de gens optent pour le régime Paleo est parce qu'il améliore la santé et aide à réduire les symptômes de nombreuses maladies, en particulier les troubles digestifs.

Certes, le mot " homme des cavernes " peut résonner de manière étrange, mais croyez-moi, il ne l'est pas du tout. Au cours des 300.000 dernières années, les humains ont consommé les meilleurs aliments entiers comme les plantes et les fruits de mer, car ils se composent des éléments nutritifs et des minéraux dont notre corps a eu besoin pour évoluer et survivre.

L'agriculture a commencé au cours des dix mille dernières années, une petite fraction de notre histoire de l'évolution. Il n'y a malheureusement pas eu assez de temps pour que notre corps s'habitue aux changements dans cette course frénétique. Les gens n'ont pas eu le temps de s'adapter au aliments modernes tels que le sucre et le blé. Il va sans dire que ce n'est pas une coïncidence si les maladies modernes comme les troubles d'auto-immunité ainsi que l'obésité ont suivi la propagation des aliments industrialisés.

Pour le dire d'une manière plus simple, Paleo fournit un modèle efficace pour vivre de façon correcte et saine. Le régime paléo combine les aliments de manière simple afin de bénéficier pleinement de toutes leurs valeurs nutritives. Contrairement à ce que l'on peut penser, ce n'est pas un régime d'élimination. Le régime paléo tolère quelques habitudes malsaines sans pour autant les approuver, mais cela sera expliqué plus en détail par la suite.

Le fait d'éliminer la nourriture industrielle, pleine de conservateurs et produits chimiques, va réduire le risque de développer des maladies cardiovasculaires, votre immunité va s'améliorer et vous le ressentirez d'un point de vue physique et mental. En suivant le régime paleo, votre corps va naturellement se désintoxiquer des substances étrangères. Après cela il va se passer une sorte de re-programmation des fonctions basiques telles que manger, respirer et même se mouvoir sans effort. En d'autres termes, le régime paléo se focalise sur le retour aux sources. C'est un régime qui marche avec notre génétique et non l'inverse.

Le régime paléo ou paléolithique se base sur la connaissance de ce que mangeaient nos ancêtres dits "les hommes des cavernes". En effet, leur alimentation ne comprenait aucunement les aliments modifiés, pleins de conservateurs, cultivés comme le blé ou même transformés comme le fromage. Leur régime était simple, très sain. Le but de ce régime est donc de se baser sur les mêmes principes et de faire en sorte de retrouver ces conditions alimentaires dans le monde d'aujourd'hui. Vous allez voir que les recettes de ce livre respectent ces conditions et sont un recueil de délicieuses recettes paléolithiques adaptées aux temps modernes.

Quand vous regardez autour de vous, vous allez voir que le corps humain est attaqué sur tous les plans par beaucoup de choses de notre environnement, comme les polluants qui sont extrêmement toxiques pour notre processus régulier naturel. Cela inclut également tous les différents contaminants qui se trouvent dans ce que nous consommons ainsi que les divers additifs que l'on trouve dans les repas de tous les jours. Notre corps en est même presque accoutumé car il se sent mal lorsqu'on l'en prive. Notre corps devrait être en mesure d'atteindre un bien-être sain et un dynamisme de manière naturelle, sans assistance d'une quelconque médication ou même chirurgie. Cependant, en raison de tous les aliments malsains et des boissons que nous consommons, il y a beaucoup de gens qui souffrent de problèmes de santé et ils ne savent pas que cela peut être principalement dû à la nourriture que nous mangeons.

Le régime paléo conseille d'éviter complètement certaines choses comme les céréales, le gluten, les produits laitiers à faible teneur en matières grasses et pasteurisés, le maïs, le soja, et même les aliments avec des quantités élevées de sucre. Au lieu de cela, il recommande de se nourrir de viande nourrie à l'herbe tels que les bovins, l'agneau, et les chèvres. Essayez autant que possible de consommer du poulet élevé en pâturage, ainsi que des fruits de mer et du poisson capturé à l'état sauvage.

En dehors de vous encourager à consommer des aliments sains, le régime paléo tente également de résoudre de graves maladies causées par l'alimentation de notre monde moderne. A l'inverse d'autres régimes il ne se suffit pas seulement d'ajouter ou de diminuer certains aliments de votre nourriture. Le régime paléo va plus loin en se focalisant aussi sur la réduction du stress, l'exercice, rester en forme, et honorer les rythmes circadiens du corps. Il est donc essentiel de comprendre qu'il y a bien plus dans le régime paléo que de simplement changer sa manière de manger et boire, c'est un mode de vie différent.

Le régime paléo a prouvé son efficacité pour les personnes qui veulent perdre du poids. Une étude menée par l'Université Edith Cowan (ECU) l'a prouvé. Les chercheurs ont sélectionné trente-neuf femmes en bonne santé pour un régime paléo contre un régime australien et cela sur une durée de 4 semaines pour évaluer la quantité de poids qu'elles allaient pouvoir perdre grâce à ce régime. Les repas étaient purement paléo et comprenaient donc, des œufs, des fruits, des légumes et des viandes maigres tandis que les produits laitiers et les céréales furent complètement interdits. Angelo Genoni, l'un des principaux chercheurs de l'étude, a constaté que les femmes qui suivaient le régime paléo perdaient une moyenne de 2 kg de plus que celle qui suivaient l'autre régime. Genoni a également expliqué que les deux groupes ont fini par perdre du poids tout au long de la phase de test, mais le groupe paléo a fini par perdre 4,3% de sa masse corporelle globale contrairement à 1,6% qui a été perdue par le groupe faisant l'autre régime. Celles qui suivaient le régime standard ont été invitées à augmenter la consommations de légumes, fruits, ainsi que la consommation de grains entiers, de diminuer leur consommation de matières grasses, et de manger des produits laitiers à faible teneur en matières grasses. La recherche à été publiée dans la revue MDPI.

Le régime paléo met son accent sur la consommation de viande, ce qui veut dire, un apport élevé en protéines. C'est aussi la raison pour laquelle d'autres régimes riches en protéines, comme celui de Atkins, sont très populaires pour la perte de poids.

Certaines des raisons pour lesquelles l'apport en protéines dans le régime paléo est bénéfique sont:

1 / Lors de la consommation de protéines, le cerveau transmet une hormone qui informe l'estomac d'arrêter de boire ou de manger. La recherche montre que les personnes qui consomment une quantité importante de protéines (trente à cinquante pour cent) dans leur régime alimentaire n'auront plus faim entre les repas, sur de plus longues durées.

2 / La texture de la viande et les efforts de la mâchoires procurent une satiété plus élevée.

3 / Les protéines et les graisses prennent plus de temps pour leur rupture dans l'estomac et se digèrent plus lentement, ce qui rend la sensation d'être plein plus longtemps.

4 / Les glucides simples et les sucres qui sont spécifiquement traités provoquent des pics d'insuline et même des malaises. Ces pics se traduisent de différentes façons, comme par exemple, une envie extrême de manger, une sensation de fatigue physique et mentale. Les baisses et hausses spontanées ont un impact sur les graisses que le corps stocke dans l'organisme afin de les injecter dans le sang lors de moments appropriés. En d'autre termes, ça dérègle votre corps.

Il y a quand même quelque chose d'important que je veux vraiment que vous compreniez: nous n'allons pas copier complètement le régime des hommes des cavernes. Il est important de savoir s'adapter et évoluer de manière saine. Dans ce régime, certaines personnes préfèrent consommer très peu de glucides alors que pour ma part, je m'accorde mon petit plaisir, de bonnes pommes de terre sautées, de temps en temps. Le régime paléo est assez varié pour que tout le monde y trouve son compte tant que les codes suivants sont respectés:

Mangez entier, nourrissant, et des repas non transformés. Favorisez les viandes des animaux nourris à l'herbe ainsi que celles des animaux élevés en pâturage, les fruits de mer pêchés à l'état sauvage, et des légumes. Les fruits et les graines doivent être consommés avec modération. Essayez autant que possible d'éviter les repas qui vous feront du mal en provoquant des inflammations, des douleurs du foie ou qui dérègleront votre processus métabolique global. Abstenez vous complètement de tout repas qui se composent de gluten de céréales, de sucre et de légumineuses.

Les chapitres suivants traitent plus en détail de ce dont vous devriez manger et éviter.

CHAPITRE 2

LES BÉNÉFICES DU RÉGIME PALÉO

Ce chapitre va vous expliquer en détail tous les différents avantages du régime Paleo.

AVANTAGE N° 1 | LES CELLULES SAINES

Vous ne le savez probablement pas, mais chaque cellule de votre corps est constituée de gras saturés et insaturés. Elles dépendent également d'un équilibre parfait pour que la transmission des messages soit parfaite. Le régime paléo fournit une base régulière et l'équilibre parfait des graisses. Il nourrit les deux types de manière égale comparés à d'autres régimes qui ne s'occupent que d'un seul type voire d'aucun en particulier.

Preuve scientifique
Aussi appelés acides gras polyinsaturés, les acides gras oméga-3 ont un rôle important dans la façon dont le cerveau fonctionne, ainsi que dans son développement et sa croissance - étude faite par l'Université de Harvard et l'Université du Maryland.

AVANTAGE N° 2 | UN CERVEAU SAIN ET UNE SANTÉ CARDIOVASCULAIRE OPTIMALE

Une des meilleures sources de protéines et de matières grasses provient de poissons d'eau froide, en particulier le saumon. La graisse de saumon contient des quantités importantes d'acides gras oméga 3 et la plupart des régimes n'en incluent pas. Ceci est un problème car les acides gras oméga-3 sont constitués de DHA, ce qui est très bénéfique pour les yeux, le développement du cerveau et le cœur. D'autres sources d'Oméga 3 peuvent être trouvées dans les viandes, élevées en pâturage et les oeufs de poules élevées en liberté.

Preuve scientifique
Des études expliquent que l'inflammation est la principale raison des maladies cardio-vasculaires. La meilleure chose à propos du régime paléo est que la plupart des repas sont anti-inflammatoires et donc le risque d'inflammation est automatiquement diminué. Le DHA qui se trouve dans les acides gras oméga-3 favorise la santé cardiovasculaire.

AVANTAGE N°3 | MOINS DE GRAISSE ET PLUS DE MUSCLE

Le régime paléo dépend fortement de la chair animale et cela comprend des protéines saines. Cette protéine anabolique est principalement utilisée pour la création de nouvelles cellules ainsi que pour la masse musculaire. Plus vous avez de muscles et mieux votre organisme travaille. La raison est simple, les muscles ont besoin d'énergie pour fonctionner de manière efficace. Ceci permet à votre corps d'envoyer de l'énergie aux cellules musculaires plutôt que de tout envoyer aux cellules adipeuses. En diminuant les cellules graisseuses et en augmentant les cellules musculaires, l'énergie supplémentaire va aller dans le glycogène un glucide qui se trouve dans vos muscles, au lieu d'aller dans les triglycérides que l'on trouve dans les cellules adipeuses.

Preuve scientifique
Les résultats génétiques chez les personnes ayant un métabolisme plus élevé que d'autres se trouvent être plus probant. Cependant, la masse musculaire est un facteur essentiel à prendre en considération dans la recherche de votre

TMB (Taux Métabolique Basal). Vos muscles sont plus actifs et ont besoin de plus d'énergie, donc si vous avez une plus grande quantité de muscles, ou masse musculaire, plutôt que de matière grasse, cela signifie que votre taux de TMB est plus élevé.

AVANTAGE N° 4 | UNE MEILLEURE SANTÉ INTESTINALE

Sucre, graisses traitées et autres cochonneries conduisent à des inflammations du système digestif. Malheureusement, “mal bouffe” et état de stress peuvent conduire à des problèmes encore plus graves. Par exemple, le syndrome de l'intestin perméable est un trouble digestif qui implique le creusage des parois intestinales ce qui produit des fuites de ce que vous mangez, par votre intestin. De toute évidence, vous ne voulez pas que cela vous arrive et vous pouvez même empêcher cela et d'autres troubles digestifs en suivant le régime paléo.

Preuve scientifique
La quantité de sucre dans le sang retrouvée après un repas riche en glucides tel que du riz blanc et des frites, augmente la quantité de messages inflammatoires dans le corps tel que les cytokines.

AVANTAGE N° 5 | CERCLE DE LA VIE

Le régime paléo encourage la consommation des œufs et des viandes qui sont élevés en pâturage, donc en liberté. Cela signifie que les animaux vont être en mesure de se déplacer dans l'herbe toute leur vie. Idéalement, les poulets et d'autres animaux comme les vaches vont errer dans les pâturages ensemble parce que cela conduit à une synergie.
Dans la nature, le poulet suit la vache et consomme les larves trouvées dans les bouses de la vache. Naturellement, les bouses de vache sont brisées, ce

qui fertilise également l'herbe qui est la nourriture que la vache consomme. Cette alimentation naturelle est excellente pour les animaux, mais elle vous fournit également une longue liste de nutriments lorsque vous les consommez en raison de leur régime alimentaire sain. C'est le cercle de vie idéale que l'on peine à trouver de nos jours.

Preuve scientifique
Les oeufs de poules élevées en liberté peuvent contenir jusqu'à 10 fois plus d'Oméga 3 que des oeufs de poules élevées en usine.

AVANTAGE N° 6 | OBTENIR LES VITAMINES ET MINÉRAUX NÉCESSAIRES

Le régime paléo encourage à manger ce que l'on appelle " l'arc-en-ciel ". Les légumes sont une composante importante du régime alimentaire et il est conseillé de consommer des légumes différents en fonction de la saison. Les différentes couleurs des légumes dépendent des nutriments dont ils se composent. En consommant "l'arc en ciel", vous obtenez toutes les vitamines et les nutriments dont vous avez besoin!

Preuve scientifique
Les légumes sont des nutriments essentiels comportants des sources, tels que le potassium, l'acide folique, la vitamine A et C.- information recueillie dans choosemyplate.gov

AVANTAGE N° 7 | UNE MEILLEURE DIGESTION

Le régime paléo encourage la consommation d'aliments que votre corps a appris à digérer depuis des milliers d'années.La question de si vous pouvez tolérer l'amidon ne se pose pas. Vos ancêtres étaient parfaitement capables de vivre pleinement sans problème de digestion. Si vous avez des problème de digestion, essayez le régime paléo pendant trente jours et croyez-moi, vous allez vous sentir mieux.

Preuve scientifique

Les aliments fermentés, que ce soit la choucroute ou du yaourt, sont de plus en plus considérés comme un avantage pour les intestins. Ces avantages vont même plus loin que ça, ils favorisent même la perte de poids.

AVANTAGE N ° 8 | MOINS D'ALLERGIES

Le régime paléo vous encourage à éviter les aliments qui sont des allergènes à certaines sociétés. Beaucoup de gens ne sont pas capables de digérer les graines et les produits laitiers, ce qui est la principale raison pour laquelle ce régime recommande que vous éliminiez ces aliments pour un mois, sauf si le lait est complètement cru.

Certaines personnes peuvent être contre le régime parce que nous ne consommons pas les grains entiers, mais ce n'est pas vrai du tout. La vérité est que les grains n'apportent pas vraiment ce qu'il faut au corps, il est donc préférable de ne pas en consommer, mais ce n'est pas le cas tout le temps. Par exemple, si vous faites du sport, et cela à un certain niveau, il est tout à fait autorisé de prendre de l'avoine de temps à autre.

AVANTAGE N° 9 | UN NIVEAU D'ÉNERGIE PLUS ÉLEVÉ

Vous êtes-vous déjà demandé pourquoi les boissons énergétiques sont devenues autant populaires ces dernières années? C'est tout simplement parce que tout le monde se nourrit très très mal.

Un petit-déjeuner typique ressemble à ceci: un café avec du sucre, un pain au chocolat, un croissant ou un pain à la crème. Non seulement cela va conduire à de nombreux problèmes de santé comme le diabète, mais en plus ça ne vous tiendra pas la matinée entière et ne vous fournira pas l'énergie nécessaire pour la journée. Avec le régime paléo, vous serez en mesure de sélectionner stratégiquement les bons aliments pour tout type d'occasion afin de vous assurer des niveaux d'énergie adéquats pour vos journées.

Preuve scientifique

Manger des aliments qui se composent d'un faible indice de glycémie- où les sucres sont absorbés vraiment lentement- peut vous aider à prévenir le décalage dans vos niveaux d'énergie qui a lieu généralement après avoir consommé les amidons et les sucres qui sont rapidement absorbés.

AVANTAGE N° 10 | PERTE DE POIDS

Le régime paléo se compose de repas qui ont de faibles quantités de glucides. De ce fait, le fait d'éliminer les aliments transformés va considérablement diminuer votre consommation de glucides et va donc favoriser la perte de poids.

Preuve scientifique

La mal-bouffe ainsi que les boissons sucrées augmentent considérablement le risque de surpoids.

CHAPITRE 3

UN PEU PLUS SUR LE RÉGIME PALÉO

Prendre la décision de suivre le régime paléo implique de passer plus de temps dans sa cuisine à préparer correctement ses aliments et surtout à bien les choisir. En effet, ce livre vous offre plus de 100 recettes paléo mais pour ce faire il va falloir aller chercher les bons aliments. Si vous êtes quelqu'un de soucieux quant à la provenance de votre viande, fruits, légumes ainsi que d'autres types d'aliments, vous allez devoir faire vos recherches, et même passer plus de temps à trouver un boucher ou des agriculteurs locaux de confiance. Une fois cela fait, vous aurez le plaisir de rendre visite à ces gens de manière régulière afin d'acheter de bons produits. Il est important de comprendre que, contrairement à d'autres régimes, vous devez vous assurer que vos produits soient frais et non congelés ou plein de conservateurs.

Voyons ensemble la pyramide alimentaire ci-dessous. Comme vous le constaterez, la base du régime paléo se constitue de viande et de poissons, puis de fruits et légumes, pour enfin finir par des fruits à coques ainsi que des baies.

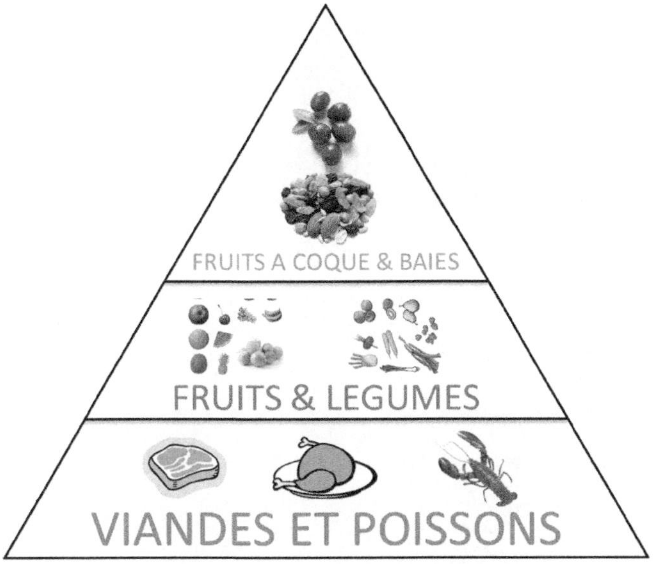

Ci-dessous se trouve les listes de ce que le régime paléo autorise et n'autorise pas à manger ainsi qu'une liste plus détaillée des produits à éviter complètement:

Ce qu'il faut manger:

- Fruits frais
- Viandes nourries à l'herbe
- Légumes frais
- Fruits de mer et poissons
- Noix, noisettes
- Oeufs
- Graines
- Huiles saines (olive, noix, graines de lin, de macadamia, avocat, noix de coco)

Ce qu'il ne faut pas manger:

- Sucre raffiné
- Légumineuses (arachides aussi)
- Produits laitiers
- Mal bouffe (nourriture transformée, sucreries)
- Pommes-de-terre
- Les aliments transformés
- Graines de céréales, céréales, blé
- Aliments trop salés
- Les huiles végétales raffinées

Voici la liste principale de ce qui est interdit de consommer lorsque vous suivez le régime paléo:

Produits Laitiers - mis à part les produits à base de lait de chèvre
Les boissons gazeuses - n'importe quelle boisson contenant du gaz ou avec des quantités élevées ou même de faibles quantités de sucre, (Sirop, Coca, Pepsi, etc.)
Jus de fruits - malheureusement, ils sont également riches en sucre (fructose) et ce sera mauvais pour votre régime alimentaire.
Grains - Vous devez éviter tout ce qui contient des grains, céréales et blé.
Légumineuses - Voici la liste de ceux à éviter

- Tous les haricots
- Les Pois
- Pois chiches
- Pois mange-tout

- Cacahuètes
- Miso
- Lupins
- Lentilles
- Mesquite
- Tous les produits à base de soja et dérivés
- Tofu

Les édulcorants artificiels - Tous les édulcorants sont contre le régime paléo, voici la liste complète des principales catégories par ordre alphabétique:

- Acésulfame potassium
- Aspartame
- Le sel d'aspartame-acésulfame
- Cyclamate
- Calcium cyclamate
- Erythritol
- Glycérol
- Glycyrrhizin
- Hydrogénée hydrolysat d'amidon (HSH)
- Isomalt
- Lactitol
- Maltitol
- Mannitol
- Néotame
- Polydextrose
- Saccharine
- Sorbitol

- Steviol glycosides
- Sucralose
- Tagatose
- Xylitol
- Si vous pouvez lire “artificiel” sur l'étiquette, c’est qu’il faut l'éviter.

Viandes grasses - il y a des viandes qui doivent être évitées dans le régime paléo, pas toutes, mais celles ci-dessous:

- Hot Dogs
- Viande pas élevée en liberté (tout type de viande)
- Tout type de viande que vous trouverez dans les fast-foods

Les aliments salés - certains aliments ont tendance à être beaucoup trop salés, tenez-vous loin de ceux ci-dessous également:

- Ketchup
- Frites
- Cacahuètes salées
- Pringles
- Chips
- Bretzels
- Biscuits
- Brownies
- Pâtisseries

Légumes à féculents - (pommes de terre, betteraves, Yucca, Yam, patates douces, Batata)

Boissons énergétiques - de manière générales, les boissons énergétiques sont mauvaises pour la santé, et certainement pas approuvées par le régime paléo. (Red Bull, Monster, et ainsi de suite)

Alcool - les hommes des cavernes ne connaissaient pas le processus de fabrication de l'alcool donc le régime paléo ne l'approuve pas non plus. Je suis désolé, vous devez l'éviter aussi.

Pour revenir à ce que je disais au dessus, à propos de la sélections des aliments de meilleure qualité, je suis très heureuse de la relation que j'ai développé avec mes fournisseurs et boucher, ce sont des personnes qui ont le sens des valeurs et qui connaissent vraiment leur métiers et leurs produits. Croyez-le ou non, j'ai également créé de meilleures relations lors de classes de cuisines et préparations de repas, que dans la vie de tous les jours.

Il va sans dire que cuisiner correctement ne se fait pas en cinq minutes, mais de ce fait, pourquoi ne pas incorporer la cuisine et la nourriture dans votre vie de tous les jours. Vous rencontrerez toujours quelqu'un ayant besoin d'un conseil ou voulant partager une recette ou son expérience et de ce fait, partager avec ces gens deviendra un plaisir. Un des buts de ce livre est de vous faire voir que même si quelque chose paraît difficile, il y a toujours une alternative plus agréable ou une façon différente de le faire. Ce livre est arrivé dans votre vie pour votre bien et ma mission est de vous aider à changer cette petite partie de votre vie pour le meilleur.

CHAPITRE 4

INTRODUCTION AU DÉFI

Si vous en êtes à ce chapitre c'est que vous avez décidé de prendre le taureau par les cornes et de suivre ce défi paléo et je vous en félicite. Ce chapitre va vous aider à vous préparer à ce défi, vous aider à comprendre ce qui vous attend et comment contourner certaines difficultés que vous pourrez rencontrer. Ne vous inquiétez pas pour autant, ce n'est pas difficile, une fois que vous vous y serez mis, les avantages du régime vous feront avancer tout/e seul/e.

Se préparer

Nettoyez votre cuisine (au sens figuré)

En reprenant les listes du chapitre 3, commencez à vous débarrasser de tout ce qui ne fait pas partie du régime paléo. La raison à cela est simple, si les aliments ne sont plus là, la tentation n'y est pas non plus. Cette première étape vous aide aussi à comprendre réellement ce qui est à consommer et ce qui ne l'est pas durant le régime. Cette démarche facilitera également votre vie car vous saurez exactement ce qui se trouve dans votre cuisine et vos recettes seront beaucoup plus faciles à réaliser.

Si vous n'y arrivez pas du premier coup et que tout jeter du jour au lendemain est trop dur, alors je vous conseille d'y aller petit à petit, comme par exemple de commencer par les produits laitiers la première semaine, les céréales la deuxième, et ainsi de suite. Il est important de ne garder que les aliments dits "entiers" dans votre cuisine.

Suivez votre motivation

L'une des principales raisons pour laquelle les gens commencent le régime paléo est celle de la santé. En effet, beaucoup de gens souffrent de problèmes d'auto-immunité, de problèmes d'intestins et plein d'autres encore. D'autres personnes le font simplement parce qu'ils veulent vivre plus sainement. La raison va déterminer votre volonté et les règles que vous allez vous instaurer durant votre régime. Une fois vos règles établies, il est très important d'être stricte envers vous-même et de les respecter à la lettre. Les trente jours de ce défi sont très importants pour vous et c'est à la fin que vous commencerez à en ressentir les bienfaits.

Mettre en œuvre la règle du 85/15

Pendant le premier mois, beaucoup de professionnels recommandent d'appliquer la règle du 85/15, ce qui veut dire de respecter le régime à 85% et de faire de petits écarts à raison de 15%. Cette règle a plusieurs avantages; le premier est qu'il n'est pas toujours facile de se tenir à son régime dans toutes les circonstances, comme par exemple celle du restaurant entre amis ou une petite glace en balade le dimanche. Le régime ne doit jamais être vu en ennemi mais au contraire il est votre meilleur ami. De ce fait vous pouvez vous accorder un petit plaisir de temps en temps, que ce soit une glace, un burger, un cocktail ou quoi que ce soit d'autre.

Le second est d'observer la réaction de votre corps le lendemain de cet écart. Si vous vous sentez ballonné ou mal après la glace d'hier soir, alors vous saurez que cet aliment n'est pas bon pour vous et de ce fait vous aurez moins de retenue à l'éliminer la prochaine fois.

Cuisiner

Le fait que paléo soit basé sur des aliments entiers et frais, il est plus facile de préparer vos repas à la maison que d'aller manger au restaurant et ne pas vraiment savoir comment votre menu a été fait. De plus c'est une excellente opportunité pour en apprendre davantage sur la cuisine et découvrir de nouveaux aliments. Lancez-vous un défi! Aller acheter les fruits et légumes les plus bizarres et apprenez à les préparer. Ou aussi, lorsqu'une recette de ce livre ne vous inspirera pas, ou vous paraîtra trop compliquée, faites abstraction et essayez la quand même.

Préparez-vous à des contretemps

Il est tout à fait normal de commencer le régime et de replonger dans vos vieilles habitudes. Le plus important dans ces moments là est de ne pas être trop dur avec vous même et de prendre ça comme une leçon à ne pas répéter. Le conseil que je peux vous donner est le suivant; si vous êtes le ou la seule dans votre entourage à faire ce régime paléo, essayez de motiver les personnes qui vous entourent à vous suivre, ou sinon, allez sur le net, il y a plein de forum ou même de pages Facebook avec des personnes comme vous, prêtes à échanger et à se motiver mutuellement.

Savoir décoder les étiquettes

Vous réussissez facilement à éviter les cookies ou les glaces, mais certains aliments contiennent des ingrédients non-paléo que vous ignorez sûrement. Lorsque vous devez ajouter un nouvel ingrédient ou aliment à une recette il est toujours important de bien lire les étiquettes et vérifier que le produit est frais et rentre dans les critères de votre régime.

Changer votre huile

Au lieu d'opter pour celle de canola ou de maïs, utilisez de l'huile de noix de coco à la place. L'huile de lard est une excellente option également. Ces graisses saturées sont saines à cuisiner, plus stables et vont s'oxyder lors de la cuisson. Pour une application à froid, l'huile de noix, d'olive et d'avocat sont de très bons choix.

Mangez de la viande

Beaucoup de gens excluent la viande dans leur régime croyant que c'est mauvais pour leur santé. Manger de la viande n'est pas mauvais pour la santé, ce qui est important c'est de manger celle de bonne qualité. Lorsque vous commencerez le régime paléo, le moment sera venu de dire au revoir à la viande de mauvaise qualité, celle traitée. Les viandes sauvages comme le bison ou le sanglier sont de parfait exemples, et également le boeuf ou le cheval élevé en pâturage ou la volaille en toute liberté. Pour le poisson ou les fruits de mer, je recommande toujours ceux pêchés dans leur milieu naturel (saumon sauvage) et surtout ceux faibles en mercure.

Satisfaisez vos envies

Radier le sucre de votre vie, peut être quelque chose de difficile au début. Si vous aimez prendre un dessert à la fin de votre repas, alors substituez les cookies et gâteau au chocolat par un fruit. Avec le temps vous réaliserez que vous vous y habituerez et que ça deviendra normal.

Ne vous souciez pas trop de manger à l'extérieur

Les brunchs ou déjeuners avec vos amis sont toujours faisables et il ne faut pas vous en priver. La meilleure chose à faire est de prendre un peu de temps avant d'y aller en regardant le menu online et essayer de trouver une ou deux alternatives afin de "paleoliser" ce que vous allez commander. Par exemple, si vous commandez du riz pilaf, demandez une double ration de légumes et surtout ne vous sentez jamais mal à l'aise de poser des questions, il est tout à fait normal de vouloir savoir la provenance des produits ou comment ils sont préparés.

Voici quelques conseils qui vont vous aider à réussir votre régime paléo:

SUIVEZ LE RÉGIME PALEO D'AUSSI PRÈS QUE VOUS LE POUVEZ.

Oui, il y aura certains détours au régime à quelques occasions, mais il est très important de garder en ligne de mire et de vous rappeler la raison pour laquelle vous avez décidé de faire ce régime. Si vous avez des problèmes de santé et que le régime paléo est un moyen de vous rendre en meilleure santé, alors tenez vous loin du gluten, des sucres raffinés ou encore de la nourriture qui pourrait vous faire des inflammations comme les produits laitiers.

LA SIMPLICITÉ DONNE LE TOUR.

Cuisiner peut parfois devenir hors de contrôle, on a l'impression que ce qu'il y a à faire est trop compliqué ou que l'on n'aura pas assez de temps. Rassurez-vous, ce livre se compose de recette faciles à réaliser et en plus de ça, vraiment délicieuses.

ASSUREZ-VOUS QUE CE SOIT DÉLICIEUX.

Beaucoup de gens pensent que faire un régime paléo veut dire se priver des bonnes choses, et en venir à ne manger que de la viande et des brocolis sur le côté de l'assiette. C'est tout faux! Les recettes paléo sont non-seulement délicieuses, mais celles de ce livre sont de plus faciles à exécuter, vous allez vous régaler.

Raisons pour lesquelles les gens échouent et comment éviter cela:

Vous venez de commencer le régime paléo et vous trouvez très difficile de changer d'alimentation. Vous êtes peut-être aussi un vétéran dans le milieu mais n'hésitez pas à vous faire un petit plaisir de temps en temps, seulement, le "de temps en temps" devient de plus en plus fréquent. Ou encore vous ne voyez pas de différence depuis que vous avez commencé, pas de perte de poids, ou de meilleure énergie. Ne vous inquiétez pas, j'ai entendu cela maintes et maintes fois et la bonne nouvelle est que vous pouvez complètement améliorer ça et enfin bénéficier des avantages de ce régime.

Comme tout nouvel ajustement dans une vie, vous allez rencontrer quelques obstacles sur le chemin. Malheureusement, le changement n'est pas quelque chose de facile, il demande de la détermination et de travailler dur pour y arriver. Ce changement est un bon test capable de déterminer votre capacité à rester focalisé sur votre objectif. Même si cela peut être un peu difficile, au début, je peux vous assurer que ça en vaut vraiment la peine.

Pourquoi certaines personnes échouent, ne suivent pas le régime jusqu'au bout ou ne voient jamais de résultats exceptionnels? Les raisons varient de personnes en personnes mais en voici une liste ci-dessous ainsi que quelques idées pour contrer cela.

Des raisons techniques

Ces raisons techniques sont généralement la principale raison pour laquelle beaucoup de gens ne parviennent pas à obtenir des résultats positifs sur leur santé, même si elles suivent strictement le régime alimentaire et font tout de la bonne façon. Il y a beaucoup d'informations contradictoires et confuses sur le régime alimentaire paléo et de nombreux individus sont amenés à faire des changements positifs sur la base de fausses informations qui ne sont pas bénéfiques pour eux sur le long terme. Renseignez-vous davantage lorsque vous avez un doute plutôt que de foncer tête baissée. Ce livre vous donne toutes les armes nécessaires afin que vous soyez bien informés de ce qu'est le régime, qu'est-ce que cela implique et quels sont les bénéfices à en tirer. Si d'autres questions vous viennent à l'esprit, posez-les, ne restez jamais sans réponse. Il vaut mieux perdre quelques heures mais finir par faire les choses justes plutôt que de les faire fausses du début à la fin.

Pas assez de sel

On ne peut nier que de grandes quantité de sels sont nocives pour la santé, mais il est également vrai que de l'éliminer complètement n'est pas bon non plus. En effet, beaucoup de gens qui ont commencé un régime paléo se plaignent d'avoir la pression sanguine basse car ils ont complètement éradiqué le sel de leur vie. Le problème pourrait être rapidement résolu en ajoutant un peu de sel de mer naturel dans leurs repas. Le vrai problème est que les gens prennent les choses aux pieds de la lettre et donc que les hommes des cavernes n'ayant pas de sel, il est impossible d'en consommer également.

Hors n'oubliez pas ce que je vous ai dit en début de livre, ce régime doit être un plaisir et vous devez toujours penser à ce qui est bien pour vous. Un peu d'ajustement ne fait pas de mal tant que le principal est respecté.

Pas assez de glucides

Certaines personnes suivant le régime paléo deviennent "gluci-phobic" en l'associant notamment avec la prise de poids. Vous devez savoir que la prise de poids est bien plus compliquée que cela et que notre corps est parfaitement apte à fonctionner avec les glucides. C'est donc la raison pour laquelle ces personnes consomment très peu de sucres. Sachez que même si vous décidez de consommer suffisamment de graisses pour réduire votre consommation de sucre, votre corps ressentira tout de même un manque ce qui risquera de vous pousser à faire des écarts, comme une petite collation ou de la nourriture malsaine. Consommez des glucides sains et tout ira bien.

Pas assez de graisse

Encore une fois en essayant de copier nos ancêtres paléolithiques, beaucoup de gens sont encore convaincus que la graisse doit être consommée en quantité limitée. Ces gens pensent que les animaux sauvages, jadis chassés par les hommes des cavernes étaient maigres et sans graisse. Cependant, ce que beaucoup de gens négligent c'est que les animaux maigres ont beaucoup de tissus adipeux autour de leurs organes et entre leurs muscles. La recherche moderne démontre que les graisses saturées sont une excellente source d'énergie non-toxique et saine alors que la protéine maigre est un problème.

Comme vous pouvez le voir, beaucoup de gens limitent leur consommation en graisse et l'apport en glucides, ce qui sont nos deux principales sources de carburant, et de ce fait, augmentent leur consommation de protéines maigres et donc mangent moins de calories. Consommer moins de calories va seulement accroître votre envie de manger tout au long de la journée et vous faire vous sentir faible. Encore une fois, ne vous privez pas, mais choisissez la qualité, consommez de bonnes graisses saturées provenant de sources naturelles, comme expliqué dans le chapitre 3, ainsi que des glucides non-toxiques comme ceux des fruits.

Pas assez de repas nutritifs

Ce problème, certes moins commun, revient de temps en temps et de ce fait je préfère l'exposer en quelques lignes. Dans le monde moderne actuel, consommer un régime non-toxique n'est pas suffisant pour lutter contre le stress quotidien. Ce qui veut dire que de manger de la volaille et des légumes de manière journalière n'est pas suffisant. Vous allez devoir redoubler d'effort pour varier vos apports nutritifs et mélanger les repas, que ce soit du poisson frais, des fruits de mer, de la moelle osseuse et différents types de légumes. Encore une fois, ce livre lutte contre ce problème en vous offrant des menus variés qui vous pousseront à prendre l'habitude de diversifier vos plats.

Trop de fruits

Les fruits sont certainement naturels, mais beaucoup d'entre eux sont constitués de grandes quantités de fructose, ce qui peut devenir toxique lorsqu'ils sont consommés en grande quantité. En raison de leur charge en potassium, fibres et d'autres sources antioxydants naturels, la consommation ne peut pas se faire de manière illimitée.

Quelques morceaux de fruits tous les jours est très bien, mais pas plus. En manger trop est l'une des raisons pour laquelle la perte de poids est difficile chez certaines personnes. Une autre chose à savoir est que, l'apport de glucose dans le corps se fait aussi par les légumes. En effet,, le corps transforme leurs nutriments en glucose et de ce fait, manger beaucoup de fruits va accroître l'apport de glucose dans le corps. Pour terminer, les fruits doivent être consommés mais pas n'importe quand et en trop grande quantité, ils doivent aussi servir à donner au corps d'autres sources d'énergie que le glucose, comme par exemple, les vitamines.

Oublier d'autres aspects de notre mode de vie

Le mode de vie dans son ensemble est très important. Il est la clé d'une santé de fer. Si vous voulez être et rester en bonne santé, il y a trois éléments très important à ne pas négliger: l'exercice, avoir un anti-stress et dormir assez. Si l'un de ces trois élément est négligé, même le meilleur régime du monde ne pourra pas vous aider. Ce que je veux vous faire comprendre est que de décider de commencer un régime, entre autre, le régime paléo, est une très bonne chose, mais il faut l'accompagner d'un mode de vie adéquat. Levez-vous chaque matin et soyez actif, prenez également le temps, dans la journée, de vous déstresser et de prendre soin de vous. Et pour finir, passez une bonne nuit de sommeil, un sommeil de qualité est très important.

Ne pas vous dédier à votre régime correctement

Faire ce régime est une très bonne chose, mais ne le faire qu'à moitié est très mauvais. Non-seulement vous perdez votre temps, mais vous déréglez complètement votre organisme. Faire un régime, veut dire s'engager à 100% et se tenir aux directives et aux règles imposées.

Je me souviens d'une de mes amies qui avait décidé de commencer le régime. Elle était très sérieuse et voulait vraiment y arriver, elle a tout fait correctement les deux premières semaines, puis ensuite a commencé à dévier de temps à autre en disant: "qu'est-ce qu'un morceau de chocolat après tout". Je peux vous dire que ce morceau de chocolat de temps en temps a été le mauvais choix. Elles n'a jamais ressenti les bienfaits du régime et s'est même sentie mal plusieurs fois, fatiguée, nausées et maux de ventre.

Faire un régime change en partie votre organisme, le régime paléo apprend à votre corps ce qui est bon pour lui et ce qui est mauvais. Mélanger les deux n'est pas la solution et ne peut que vous rendre mal et ne pas bénéficier des bienfaits du régime.

Un régime cher

Personnellement, je trouve fou que l'on puisse mettre un coût sur sa santé et que l'on refuse de prendre soin de soi à cause de l'argent. Si l' on réfléchit bien, il est toujours possible de couper d'autres dépenses afin de compenser pour sa santé et c'est cela qui est parfois difficile à faire pour quelques personnes. Certains amis qui ont voulu commencer le régime paléo se sont rétractés après avoir lu ou entendu que le régime paléo et être paléo était cher. Pour vous dire la vérité, être paléo peut être un peu plus coûteux que la moyenne, mais honnêtement la différence de prix est vraiment minimale comparée aux bienfaits que cela vous apportera. Vous pouvez le voir d'une autre façon, être paléo vous coûtera un peu plus cher pour certains aliments mais en contrepartie vous aurez moins de petits bobos de santé et donc irez moins chez le médecin.

Il y a plusieurs façons de remédier aux dépenses supplémentaires que le régime vous coûtera. La première est de faire un bilan de toutes vos dépenses du mois et de minimiser les inutiles. De cette façon, l'argent dépensé en shopping pourra servir à acheter des aliments plus sains. Deuxièmement, faites pousser vos herbes et épices chez vous, et si vous n'avez pas de jardin, pensez à vous enregistrer dans une ferme coopérative. Finalement, créez des liens avec le boucher et les fermiers du coin, au bout d'un moment vous ne paierez plus les prix du début et vous aurez la certitude de la provenance de vos aliments.

Quelques points à mémoriser

Le mode paléo n'est pas un remède miracle qui guérit ou règle tous les problèmes et vous n'allez pas perdre du poids du jour au lendemain. Plusieurs années de mal bouffe ou de vie un peu malsaine ont surement abimé votre métabolisme et vous transportez peut être un peu de graisse malsaine. Passer au régime paléo va aider votre système, votre corps et votre santé en général à être plus saine, mais sachez que le but premier du régime paléo n'est pas la perte de poids et vous n'allez probablement pas perdre autant de kilos que vous le souhaitez pour rentrer dans cette robe ou ce jeans dans quelques semaines. Il ne vous transformera pas en mannequin malsain taille zéro.

Il est très important que vous suiviez ce régime pendant les trente jours, jusqu'au bout. Pour beaucoup, passer au régime paléo n'a pas été difficile du tout. Mais pour d'autres, le fait de diminuer d'un coup l'apport quotidien de glucides qui se trouvent dans les pâtes ou nourritures à base de sucre raffinés, les a fait se sentir mal pendant plusieurs jours. Ce phénomène porte bien son nom "le régime paléo". Si vous tenez bon et ne vous laissez pas abattre par les dérangements que cela peut vous causer (il se peut que ça dure pendant les trois premières semaines) alors vous connaîtrez vraiment les bienfaits de ce nouveau mode de vie et régime alimentaire. Vous vous sentirez mieux que jamais.

Il est important que vous vous en teniez à la diète pendant trente jours. Pour de nombreuses personnes, le passage à la diète paléo n'est pas difficile du tout. En raison de la baisse inattendue des glucides alimentaires, certaines personnes habituées à consommer des pâtes et apports riches en glucides auront plus de mal à faire ce changement. Or, je vous rassure, ce ne sera que passager. La théorie dit qu'une personne peut changer tout type d'habitude en trois semaines. Certaines personnes plus tôt et certaines un peu plus tard, mais il n'en est pas moins vrai que quoi qu'il arrive, vous changerez, et ce pour le meilleur. Comme je vous l'ai dit plus haut dans le livre, il est important d'adopter un bon mode de vie, si vous alliez exercices quotidiens, moments de repos ou méditation et sommeil de qualité, alors le mal-être ne durera que quelques jours et les bienfaits pour la vie.

Et maintenant, soyez prêt/e à manger comme un/e champion/ne, ne soyez jamais effrayé d'essayer une nouvelle recette dans ce livre ou d'expérimenter de nouveau types de nourriture. Le régime peut vous paraître un peu restrictif au début mais vous réaliserez vite que le régime paléo est fait d'une multitude de recettes super nourrissantes et bonnes pour votre santé.

LES RECETTES

* * *

SEMAINE 1

LES PETITS DÉJEUNERS

- ★ Lardons paléo aux oeufs
- ★ Muffin paléo au chocolat
- ★ Smoothie de banane et de baies rouges
- ★ Chocolat chaud au lait d'amande
- ★ Latte Coco avec le thé vert Matcha
- ★ Tortilla paléo
- ★ Crumble aux Fruits Rouges

LES DÉJEUNERS

- ★ Salade de choux
- ★ Quiche Paleo avec des spaghetti courge
- ★ Salade d'haricots verts
- ★ Tartare d'escalope à la mangue
- ★ Patates douces et épinards
- ★ Escalopes de courgettes et de carottes
- ★ Steak tartare

LES COLLATIONS

★ Biscuit Paleo

★ Sucre de coco et pomme au four à la vanille

★ Café Glacé Coco Vanille

★ Chips de choux au four

★ Boisson super énergisante

★ Sorbet aux fraises

★ Chips de patates douces

LES DÎNERS

★ Boeuf au basilic et wok au poivrons verts

★ Fajitas au poulet

★ Moussaka de boeuf et patate douce

★ Poulet aux épinards sur son lit de patates douces aux oeufs

★ Grillé Chop de porc

★ Poulet au curry, Citrouille sautée avec ses amande fumées

★ Brochette de crevette avec salade aux agrumes

JOUR 1

PETIT DÉJEUNER
LARDONS PALÉO AUX OEUFS

Pour 1 portion

Ingrédients:

- 3 oeufs entiers.
- 2 tranches de bacon.
- 1 cuillère à soupe d'huile d'olive.
- 1 cuillère à soupe de pesto.
- 1 cuillère à soupe de tapenade.

Instructions:

1. Placer délicatement 2 œufs dans une casserole d'eau bouillante.
2. Retirer le premier œuf après 3 minutes (œuf à la coque).
3. Retirer le deuxième oeuf après 10 minutes (œuf dur).
4. Faire cuire le bacon dans une poêle jusqu'à ce qu'il croustille.
5. Casser un oeuf dans un bol et mélanger avec la tapenade et le pesto.
6. Cuire le mélange à la poêle.
7. Servir immédiatement.

DÉJEUNER
SALADE DE CHOU
Pour 2 portions

Ingrédients:

- 8 feuilles de chou hachées.
- 1 cuillère à soupe de jus de citron fraîchement pressé.
- 3 cuillère à soupe d'huile végétale.
- 1 carotte coupée en julienne.
- 1 pomme coupée en tranches.
- 1 cuillère à soupe d'oléagineux (noisettes, amandes ou noix de cajou).
- 1 cuillère à soupe de graines de sésame (le lin).
- Noix au choix (amandes, noix, noix de cajou, etc.).

Instructions:

1. Rincer les feuilles et enlever les côtes centrales du chou.
2. Hacher grossièrement le chou.
3. Préparer la vinaigrette avec une purée d'oléagineux.
4. Incorporer la vinaigrette avec le chou haché pendant environ 1-2 minutes jusqu'à ce qu'ils soient mélangés.
5. Ajouter les carottes et les pommes et mélanger.
6. Saupoudrer de graines de sésame et de lin.
7. Garnir de noix - facultatif.
8. Servir.

COLLATION
SUCRE DE COCO ET POMME AU FOUR À LA VANILLE

Pour 2 portions

Ingrédients

- 2 pommes biologiques.
- 1 cuillère à soupe de sucre de noix de coco.
- 1 cuillère à soupe d'huile de coco biologique.
- 1 pincée de poudre de vanille.

Instructions

1. Préchauffer le four à 190°C.
2. Rincer les pommes et faites un trou au milieu à la place des pépins (ce doit être bien creux).
3. Mélanger le sucre de coco, huile de noix de coco et la vanille en poudre.
4. Remplissez les pommes de ce mélange.
5. Cuire au four pendant 30 minutes jusqu'à ce qu'elles soient bien dorées.
6. Servir chaud.

DÎNER
BOEUF AU BASILIC ET WOK AU POIVRONS VERTS
Pour 4 portions

Ingrédients:

- 400 g de boeuf émincé.
- 3 poivrons verts.
- 1 cuillère à soupe d'huile d'olive extra vierge.
- 1 oignon haché.
- 1 bouquet de basilic finement haché.
- 1 gousse d'ail en tranches.
- 1 cuillère à soupe de poudre d'arrow-root (dissous dans 4 cuillère à soupe d'eau).

Instructions:

1. Couper le boeuf en fines tranches et mettez le à part.
2. Laver les poivrons verts et les couper en lanières, enlever la tige et les graines.
3. Dans un wok de taille moyenne, arroser d'huile d'olive et faire chauffer à feu moyen.
4. Préparer les oignons et les faire frire dans un wok jusqu'à ce qu'ils soient tendres.
5. Incorporer le boeuf et les poivrons et laisser cuire jusqu'à ce que la viande soit dorée.
6. Ajouter la gousse d'ail.

7. Pendant que la viande cuit, couper finement les feuilles de basilic et les ajouter au wok.

8. Une fois les poivrons ramollis, ajouter le mélange de poudre de marante.

9. Remuer jusqu'à obtenir une texture lisse.

10. Retirer le wok de la chaleur.

11. Servir immédiatement.

JOUR 2

PETIT DÉJEUNER:
MUFFIN PALEO AU CHOCOLAT
Pour 4 portions

Ingrédients:

- 4 Moules à muffin.
- 2 Bananes moyennes pelées.
- 2 oeufs entiers.
- ½ tasse de poudre noix de coco.
- 1 cuillère à soupe de miel brut.
- 1 cuillère à soupe de bicarbonate de soude.
- 1 cuillère à soupe de graines de cacao.
- 4 pincées de graines cacao.
- 1 cuillère à soupe de vinaigre de cidre de pomme.

Instructions:

1. Retirer les pelures et couper les bananes en morceaux.
2. Les placer dans un bol moyen.
3. Ajouter le reste des ingrédients dans le bol (sauf pincées de cacao)et mélanger jusqu'à ce qu'ils soient bien mélangés.
4. Verser le mélange de la banane dans les moules à muffins.
5. Ajouter une pincée de graine de cacao sur le dessus de chaque muffin.
6. Cuire au four à 205 °C pendant 15 minutes.

DÉJEUNER

QUICHE PALEO AVEC DES SPAGHETTI COURGE

Pour 4 portions

Ingrédients:

- 1 patate douce.
- 600 g de spaghetti de courge (râper les courges en long pour avoir des spaghettis).
- 4 œufs entiers.
- 200 ml de lait de coco.
- Sel, poivre, noix de muscade - pour le goût.

Instructions

1. Peler la patate douce et la couper en tranches fines (environ 2 mm) à l'aide d'une mandoline.
2. Préchauffer le four à 175 °C.
3. Placez du papier sulfurisé dans un moule et ajouter les tranches de patates douces pour couvrir l'ensemble du moule.
4. Dans un bol moyen mélanger les oeufs, le lait de noix de coco, et la courge spaghetti jusqu'à ce qu'ils soient bien mélangés.
5. Assaisonner avec le sel, le poivre et une pincée de noix de muscade.
6. Verser le mélange sur les pommes de terre douces et les placer dans le four. Faire cuire au four pendant 35 minutes.
7. Servir chaud.

COLLATION
BISCUITS PALÉO
Pour 10 biscuits

Ingrédients:

- 30 g de purée de noisettes.
- 30 g de farine d'amande.
- 30 g d'amande en poudre.
- 125 ml de miel brut biologique.
- 1 pincée de sel.
- 1 cuillère à café de cannelle moulue.
- 1 pincée de graines de sésame.

Instructions:

1. Préchauffer le four à 175°C.
2. Mélanger la purée de noisettes, la farine d'amande et la poudre d'amande.
3. Ajouter le miel, la cannelle en poudre et le sel, et bien mélanger à nouveau.
4. Mouler la pâte en une forme de biscuit et les étaler séparément sur une plaque de cuisson.
5. Saupoudrer la pâte des biscuits avec les graines de sésame.
6. Cuire au four pendant 10-15 minutes jusqu'à ce qu'ils soient dorés.
7. Laisser refroidir.

DÎNER
FAJITAS AU POULET
Pour 4-6 Portions

Ingrédients:

- 450 g de poitrine de poulet coupé en lanières.
- 1 poivron dépouillé.
- 2 oignons hachés.
- 3 gousses d'ail hachées.
- 3 cuillère à soupe de jus de citron fraîchement pressé.
- 1 cuillère à soupe d'huile de noix de coco.
- 1 pincée d'origan.
- 1 pincée de cumin.
- 1 pincée de coriandre.

Instructions:

1. Dans un grand bol, ajouter les lanières de poulet, poivrons, oignons, ail, jus de citron et les épices et mélanger jusqu'à consistance homogène.
2. Laisser mariner le mélange au réfrigérateur pendant au moins 4 heures - le plus long, le plus savoureux.
3. Placer l'huile de noix de coco dans votre poêle et mettre à feu moyen.
4. Ajouter le mélange et faire cuire pendant 20 minutes en remuant fréquemment.
5. Dès que le poulet est entièrement cuit, enlever du feu.
6. Servir chaud.

JOUR 3

PETIT DÉJEUNER:
SMOOTHIE DE BANANE ET DE BAIES ROUGES

Pour1 portion

Ingrédients:

- 1 poignée de baies rouges.
- 1 banane.
- 1 cuillère à soupe de miel brut.
- 100 g de glace.

Instructions:

1. Mettre tous les ingrédients dans un mélangeur ou Vitamix.
2. Mélanger jusqu'à l'obtention d'une consistance liquide.
3. Servir immédiatement.

DÉJEUNER
SALADE DE HARICOTS VERTS
Pour 2 portions

Ingrédients:

- 150 g de haricots verts.
- 10 tomates séchées.
- 2 œufs entiers.
- 2 concombres.
- 1 cuillère à soupe de vinaigre de cidre de pomme.
- 3 cuillère à soupe d'huile de noix de coco.
- 1 échalote.
- 1 pincée de sel.
- 1 pincée de poivre.

Instructions:

1. Rincer les haricots et enlever les tiges.
2. Cuire à la vapeur pendant 15 minutes et laisser refroidir..
3. Faire bouillir les oeufs pendant 10 minutes (afin d'avoir des oeufs durs).
4. Couper les tomates séchées,les concombres et l'échalote en tranches.
5. Retirez les coquilles d'œufs, les couper en tranches et placer sur le dessus.
6. Servir immédiatement.

COLLATION
CAFÉ GLACÉ COCO VANILLE
Pour 2 portions

Ingrédients:

- 2 cuillères à soupe de café.
- 1 cuillère à soupe de sucre de noix de coco.
- 1 cuillère à soupe d’extrait de vanille.
- 1 cuillère à soupe de crème de noix de coco.
- 100 g de glace.

Instructions:

1. Faire le café, ajouter le sucre et mélanger.
2. Laisser refroidir et placer au réfrigérateur pendant 30 minutes à 1 heure.
3. Verser le café dans le mélangeur.
4. Ajouter l'extrait de vanille, crème de noix de coco, et des cubes de glace.
5. Blender jusqu'à ce que le bien soit combiné.
6. Servir immédiatement.

DÎNER
MOUSSAKA DE BOEUF ET PATATE DOUCE
Pour 2 portions

Ingrédients:

- 230 g de viande hachée.
- 2 patates douces.
- 1 oignon coupé en tranches.
- 1 aubergine.
- 250 ml de sauce tomate.
- 2 cuillères à soup de persil haché.
- 2 cuillères à soupe d'huile de noix de coco.
- 1 cuillère à café de menthe séchée.
- 1 cuillère à café de noix de muscade.
- 1 cuillère à café de cannelle.
- 1 cuillère à café d'ail.

Instructions:

1. Préchauffer le four à 220°C.
2. Percer des trous dans l'aubergine avec une fourchette.
3. Placer l'aubergine dans une feuille d'aluminium et cuire au four pendant 40 minutes, ou jusqu'à ce qu'elle soit tendre.
4. La couper en longueur et retirer la chair.
5. Couper les patates douces en tranches et saupoudrer de cannelle.
6. Cuire au four à 220°C pendant 15 minutes.

7. Dans une poêle, faire cuire le boeuf haché.

8. Ajouter l'ail, les oignons, menthe séchée, la muscade et l'aubergine avec le boeuf et continuer à cuire.

9. Verser la sauce tomate et le persil haché tout en réduisant la température.

10. Ajouter de l'huile de noix de coco dans un plat de lasagne.

11. Placer un tiers du mélange de viande et une couche de patates douces.

12. Répéter le même processus en faisant une deuxième couche.

13. Couvrir la couche supérieure avec des patates douces.

14. Placer le plat dans le four à 220°C pendant 10 minutes.

15. Le retirer du four.

16. Servir chaud.

PETIT DÉJEUNER
CHOCOLAT CHAUD AU LAIT D'AMANDE

Pour 2 portions

Ingrédients:

- 500 ml de lait de noix de cajou.
- 1 cuillère à soupe de poudre de cacao brut.
- 3 cuillères à soupe de sirop d'agave.
- ½ cuillère à café de cannelle moulue.

Instructions:

1. Faire chauffer le lait de noix de cajou dans une casserole.
2. Incorporer la poudre de cacao brut, le sirop d'agave et de cannelle en poudre.
3. Fouetter jusqu'à ce que le résultat soit homogène.
4. Servir immédiatement chaud.

DÉJEUNER
TARTARE DE COQUILLES ST-JACQUES À LA MANGUE
Pour 2 portions

Ingrédients:

- 5 coquilles st-jacques.
- 1 mangue.
- 1 lime.
- 2 cuillères à soupe d'huile d'olive.
- 1 pincée de poivre rose.
- 1 demi oignon.
- 1 cuillère à soupe de ciboulette cisaillée.
- 1 pincée de sel.
- 1 pincée de poivre.

Instructions:

1. Nettoyer les saint-jacques et enlever les muscles blancs.
2. Retirer les coquilles, les laver et les rincer.
3. Placer au réfrigérateur.
4. Couper la mangue en petits cubes.
5. Pour la marinade: Râper le zeste de lime et presser le jus et mélanger les deux.
6. Ajouter l'huile d'olive, le poivre rose et le sel, doser au goût.
7. Ajouter au mélange de mangue et réfrigérer pendant 5 minutes.
8. Couper les saint-jacques et l'oignon en petits cubes.

9. Mélanger la marinade avec l'oignon et la ciboulette.
10. Servir immédiatement.

COLLATION
CHIPS DE CHOUX AU FOUR
Pour 1-2 Portions

Ingrédients:

- 1 tête de chou frisé soigneusement lavée et séchée.
- 2 cuillères à soupe d'huile d'olive.
- Sel de mer pour la saveur.

Instructions:

1. Préchauffer le four à 175°C.
2. Retirer les côtes du chou frisé et les couper en morceaux de 5 cm.
3. Placer le chou frisé sur une plaque de cuisson, arroser d'huile d'olive, saupoudrer de sel de mer.
4. Cuire les copeaux de chou pendant 10-15 minutes jusqu'à ce qu'ils soient croustillant, assurez-vous de tourner les feuilles toutes les minutes.
5. Retirer du four, laisser refroidir.
6. Servir chaud ou froid et profiter.

DÎNER

POULET AUX ÉPINARDS SUR SONT LIT DE PATATES DOUCES AUX OEUFS

Pour 4 portions

Ingrédients:

- 2 Poitrines de poulet (cuit).
- 2 patates douces.
- 500 g d'épinards.
- 2 œufs biologiques.
- 1 oignon haché.
- 2 cuillères à soupe d'huile d'olive.
- 2 cuillères à café d'huile de noix de coco.
- 2 cuillères à café de paprika.
- 1 cuillère à café de ciboulette sèche.
- 1 pincée de sel.
- 1 pincée de poivre.

Instructions:

Pour les patates douces:

1. Préchauffer le four à 200°C.
2. Rincer et couper les pommes de terre en huit et en longueur.
3. Placer les pommes de terre dans un bol et saupoudrer le sel, le poivre et le paprika.
4. Verser l'huile d'olive sur les pommes de terre.

5. Mélanger et placer les pommes de terre sur une plaque à pâtisserie recouverte de papier sulfurisé.
6. Mettre au four pendant 40-45 minutes jusqu'à que ce soit doré.

Pour le poulet et épinards avec oignons:

1. Couper le poulet en morceaux.
2. Verser l'huile de noix de coco à feu moyen dans une casserole.
3. Ajouter le poulet, les épinards, les oignons, la ciboulette et le paprika.
4. Faire revenir pendant 5 minutes.

Pour l'oeuf:

1. Dans une poêle ajouter 1 cuillère à soupe d'huile de noix de coco et chauffer à feu doux.
2. Cuire deux œufs au plats.

Pour compléter le plat:

1. Répartir les patates douces sur une plaque, puis versez le poulet sur le dessus.
2. Ajouter les oeufs, le sel et le poivre au goût.
3. Servir immédiatement.

JOUR 5

PETIT DÉJEUNER
LATTE COCO AVEC LE THÉ VERT MATCHA

Pour 1 portion

Ingrédients:

- ½ cuillère à café de thé vert Matcha.
- 250 ml de lait de coco biologique.
- 1 pincée de cannelle.
- 1 cuillère à café de miel brut.
- 2 cuillères à soupe d'eau.

Instructions:

1.
2. Mélanger le thé Matcha, la cannelle et l'eau jusqu'à ce que le mélange soit homogène.
3. Chauffer le lait de coco dans une casserole jusqu'à ce que ce soit chaud.
4. Verser le mélange de lait de coco chaud et du thé dans un mélangeur et mélanger jusqu'à ce que ce soit homogène.
5. Verser le contenu dans une tasse et saupoudrez avec une pincée de thé Matcha.
6. Servir immédiatement.

DÉJEUNER
PATATES DOUCES ET ÉPINARDS
Pour 2 portions

Ingrédients:

- 4 patates douces.
- 2 pommes rouges biologiques.
- 380 g de champignons.
- 200 g de jeunes épinards.
- 2 cuillères à café d'huile de coco.
- 1 pincée de sel.
- 1 pincée de poivre.

Instructions:

1. Peler et couper les patates douces et les pommes en cubes.
2. Couper les champignons en lamelles.
3. Dans un wok ou une poêle, ajouter l'huile de noix dc coco et chauffer à feu moyen.
4. Incorporer les patates douces et les cuire pendant environ 8 minutes.
5. Ajouter les ingrédients restants.
6. Agiter pendant 5 minutes.
7. Ajouter le sel et le poivre, au goût.
8. Servir immédiatement.

COLLATION
BOISSON SUPER ÉNERGISANTE

Pour 1 portion

Ingrédients:

- 2 pommes.
- 100 g de framboises.
- 1 citron fraîchement pressé.
- 1 cuillère à soupe de miel brut.
- 1 cuillère à café de poudre d'acérola.
- 1 cuillère à soupe de graines de chia.

Instructions:

1. Rincer les pommes et les couper en morceaux
2. Rincer les framboises
3. Placer les deux ingrédients dans la centrifugeuse
4. Ajouter le jus de citron pressé au mélange
5. Ajouter le miel, la poudre d'acérola et mélanger
6. Garnir avec les graines de chia et verser dans une bouteille
7. Placer au réfrigérateur et laisser refroidir
8. Servir froid

DÎNER
CÔTELETTES DE PORC GRILLÉES
Pour 2 portions

Ingrédients:

- 2 côtelettes de porc.
- 1 cuillère à soupe d’huile d'olive extra vierge.
- 1 cuillère à soupe de jus de citron pressé.
- 1 cuillère à café de miel brut.
- 1 cuillère à café de romarin.
- 1 cuillère à café d’origan.
- 1 pincée de sel.
- 1 pincée de poivre.

Instructions:

1. Mélanger les épices avec l'huile d'olive, le miel et le jus de citron.
2. Ajouter les côtelettes de porc et laisser mariner le mélange pendant 30 minutes, au moins.
3. Faire chauffer le gril et faire frire les côtelettes de porc.
4. Cuire jusqu'à ce que la cuisson vous plaise, environ 7 minutes de chaque côté.
5. Servir immédiatement.

JOUR 6

PETIT DÉJEUNER
TORTILLA PALÉO
Pour 2 portions

Ingrédients:

- 1 oignon haché.
- 1 poivron rouge dépouillé.
- 2 champignons de votre choix hachés.
- 4 œufs battus.
- 1 cuillère à soupe d'huile d'olive.
- 1 pincée de sel.

Instructions:

1. Dans une poêle, ajouter l'huile d'olive à feu doux.
2. Ajouter les oignons, le poivron et les champignons et cuire à feu doux pendant 3 minutes.
3. Ajouter les oeufs et les cuire 1 minute de chaque côté.
4. Servir immédiatement.

DÉJEUNER
COQUILLES SAINT-JACQUES AVEC COURGETTES & CAROTTES

Pour 2 portions

Ingrédients:

- 6 coquilles Saint-Jacques.
- 1 carotte orange.
- 1 carotte jaune.
- ½ courgettes.
- 1 cuillère à soupe d'huile de noix de coco.

Instructions:

1. Nettoyer et éplucher les carottes et les courgettes.
2. Utilisez un couteau éplucheur pour déchiqueter les courgettes et les carottes.
3. Faire bouillir l'eau chaude et ajouter les carottes et les courgettes à cuire pendant environ 5 minutes.
4. Dans une poêle, faire revenir l'huile de noix de coco et les Saints-Jacques.
5. Ajouter les Saints-Jacques, les courgettes et les carottes dans votre assiette.
6. Servir immédiatement.

COLLATION
SORBET AUX FRAISES
Pour 1 portion

Ingrédients:

- 200 g de fraises (les mettre au congélateur 1 à 2 heures).
- 60 ml de jus de pomme biologique.

Instructions:

1. Placer les fraises congelées dans un mélangeur.
2. Ajoutez le jus de pomme et mélanger à haute rapidité.
3. Continuer jusqu'à obtenir un mélange voluptueux.
4. Servir immédiatement.

DÎNER

POULET AU CURRY, CITROUILLE SAUTÉE AVEC SES AMANDE FUMÉES

Pour 2 portions

Ingrédients:

- 3 filets de poitrine de poulet.
- ½ citrouille.
- 1 échalote hachée.
- 90 ml de crème de noix de coco.
- 4 cuillères à soupe de sauce poisson.
- Poudre de curry.
- 28 g d'amande fumée.
- 2 cuillères à soupe d'huile de noix de coco.
- 2 cuillères à soupe d'huile d'olive.
- 1 pincée de sel.
- 1 pincée de poivre.
- 1 poignée noix de coco râpée.
- Quelques brins dc ciboulette fraîche.

Instructions:

1. Couper la poitrine de poulet en cubes et réfrigérer pendant 10-20 minutes.
2. Retirer les graines de la courge et couper en cubes et réfrigérer également.
3. Hacher la ciboulette fraîche finement et puis réfrigérer.

4. Hacher l'échalote et les amandes et mettre de côté.
5. Ajouter l'huile d'olive dans la poêle à feu vif.
6. Faire revenir l'échalote et la courge.
7. Ajouter les amandes, le sel et le poivre dans la poêle.
8. Ajoutez 2 cuillères à soupe d'huile de coco supplémentaire dans la poêle.
9. Une fois l'échalote dorée, ajouter le poulet jusqu'à qu'il soit cuit.
10. Incorporer la poudre de curry et la sauce poisson au goût.
11. Poursuivre la cuisson pendant 1 minute et réduire jusqu'à ce que la sauce poisson soit complètement évaporée.
12. Verser la crème de noix de coco et de réduire à feu doux jusqu'à obtenir une sauce crémeuse.
13. Garnir de noix de coco et ciboulette râpée.
14. Servir immédiatement.

JOUR 7

PETIT DÉJEUNER
CRUMBLE AUX FRUITS ROUGES

Pour 2 portions

Ingrédients:

- 600 g de fruits rouges fraises, framboises, mûres, cassis.
- 1 cuillère à soupe de poudre de vanille.
- 1 cuillère à soupe de cannelle.
- 2 cuillères à soupe de sucre brun.
- 60 g de muesli biologique.
- 2 cuillères à soupe d'amandes effilées.

Instructions:

1. Mélanger les baies de façon à ce que le mélange soit homogène.
2. Ajouter la poudre de vanille, la cannelle et le sucre brun et mélanger.
3. Verser le mélange de baies dans un plat de cuisson.
4. Garnir avec les amandes et le muesli biologique.
5. Cuire au four 25 minutes à 175°C.
6. Laisser refroidir.
7. Servir.

DÉJEUNER
STEAK TARTARE
Pour 1 portion

Ingrédients:

- 225 g de boeuf coupé au couteau.
- 1 œuf entier.
- 2 échalotes.
- 2 cuillères à soupe de moutarde.
- 2 cuillères à soupe d'huile d'olive.
- 1 pincé de sel.
- 1 pincée de poivre.

Instructions:

1. Mélanger les échalotes, huile d'olive, la moutarde, le vinaigre, le sel et le poivre pour faire une marinade.
2. Ajouter le boeuf et les mélanger avec la marinade.
3. Casser un oeuf et séparer le blanc du jaune. Ne garder que le jaune.
4. Mettre le jaune d'oeuf sur le Tartare.
5. Servir immédiatement.

COLLATION
CHIPS DE PATATE DOUCE
Pour 1-2 Portions

Ingrédients:

- 2 patates douces.
- 1 cuillère à café de sel.
- 1 cuillère à café de paprika.
- 3 cuillères à soupe d'huile d'olive.

Instructions:

1. Laver et peler les patates douces.
2. Utilisez une mandoline pour couper des tranches minces.
3. Placez les tranches de patates douces dans un sac de congélation en plastique.
4. Ajouter l'huile d'olive, le sel et le paprika dans le sac.
5. Mélanger les ingrédients dans le sac et les placer sur une plaque à pâtisserie.
6. Cuire au four plus bas réglages de chaleur pendant 3 heures ou jusqu'à coloration dorée.
7. Servir une fois prêt.

DÎNER

BROCHETTE DE CREVETTE AVEC SALADE AUX AGRUMES

Pour 2 portions

Ingrédients:

- Piques en bois pour les crevettes.
- 400 g de crevettes.
- 2 oranges moyennes.
- 1 tête de laitue hachée.
- 1 pamplemousse.
- 1 mangue coupée en cube.
- 1 citron.
- 3 tomates cerises.
- 1 cuillère à soupe de vinaigre balsamique.
- Huile d'olive.

Instructions:

Pour les brochettes de crevettes:

1. Décortiquer les crevettes et les mettre sur le côté.
2. Peler le pamplemousse et les oranges et garder ¼ de côté pour la salade.
3. Dans une casserole, ajouter 4 cuillères à soupe d'huile d'olive à feu moyen.
4. Ajouter les oranges et les pamplemousses et les faire réduire à feu doux.
5. Cuire pendant 15 minutes puis ajouter le vinaigre balsamique.

6. Placer les crevettes sur des piques et assaisonner de sel et poivre au goût.

7. Ajouter à nouveau de l'huile d'olive dans la poêle et faire cuire les crevettes.

Pour la salade d'agrumes:

1. Mélanger les mangues, les oranges, le pamplemousse, la laitue et les tomates cerises.

2. Arroser la salade avec de l'huile d’olive.

Pour compléter le plat:

1. Arranger les brochettes et le salade dans votre assiette.

2. Servir immédiatement.

SEMAINE 2

LES PETITS DÉJEUNERS

★Bananes Tropicales

★Les 3 P smoothie vert

★Cocotte d'oeuf et avocats

★Oeufs et Bacon Paleo

★Crêpes Au Potiron

★Oeufs et Bacon Paleo

★Oeuf bénédicte et sa sauce crémeuse d'avocat

LES DÉJEUNERS

★Tartare de saumon

★Spaghetti de courgette à l'avocat et au pesto

★Cuisses de poulet à l'orange

★Dos de cabillaud au thym et petits légumes

★Salade de betteraves aux noix de pécans

★Loup de mer avec des herbes en sac

★Morue aux petits légumes et citron en papillote

LES COLLATIONS

★Biscuit au potimarron et coco

★Boules d'énergie

★Grappes de graines de citrouille et vanille

★Chips de choux au four

★Pommes au four avec Dates et Poudre d'amande

★Chips au four à la pomme-cannelle

★Muffins aux bleuets celtiques

LES DÎNERS

★Poulet rôti aux herbes

★Poisson pané à la noix de coco et avocats et salade à l'orange

★Burger de poulet paleo

★Boulettes de viande italiennes

★Lasagnes paleo

★Curry aux courgettes et crevettes

★Crémeuse au citron Poulet aux asperges et champignons

JOUR 1

PETIT DÉJEUNER

BANANE TROPICAL

Pour 1 portion

Ingrédients:

- 1 banane affinée.
- 1 cuillère à café d'huile de coco.
- 1 cuillère à soupe de noix de coco râpée.
- 1 cuillère à café de miel brut.

Instructions:

1. Ajouter l'huile de noix de coco dans une casserole à feu doux.
2. Couper la banane en deux sur la largeur, puis couper chaque morceau à la moitié de la longueur pour avoir 4 pièces.
3. Faire cuire les bananes couvertes, environ 2 minutes de chaque côté.
4. Saupoudrer de noix de coco râpée et ajouter le miel.
5. Servir chaud.

DÉJEUNER
TARTARE DE SAUMON
Pour 2 portions

Ingrédients:

- 125 g de saumon fumé.
- 200 g de saumon frais.
- 1 citron vert fraîchement pressé.
- 3 concombres coupés en dés.
- 1 échalote hachée.
- 2 cuillères à soupe de mayonnaise paléo.
- 1 cuillère à soupe de câpres.
- 1 cuillère à soupe d'aneth émincée.
- Sel.
- Poivre.

Instructions:

1. Couper le saumon en coupes fines.
2. Ajouter le jus de citron vert pressé sur le saumon.
3. Couper les concombres et hacher l'échalote.
4. Mélanger l'aneth, les câpres, les échalotes, les cornichons, et la mayonnaise avec le saumon.
5. Ajouter le sel et le poivre, au goût.
6. Servir immédiatement.

COLLATION
BISCUIT AU POTIMARRON ET COCO

Pour 12 portions

Ingrédients:

- 125 g de citrouille.
- 115 g de purée d'amande.
- 55 g de sucre de noix de coco.
- 1 oeuf entier.
- 1/2 cuillère à café de cannelle.
- 55 g de farine d'amande.
- 25 g de farine de noix de coco.
- 50 g de pépites de chocolat noir.

Instructions:

1. Faire cuire la citrouille à de la vapeur pendant 20 minutes, puis en faire une purée.
2. Mélanger la purée de citrouille avec du sucre de noix de coco, la farine d'amande, l'œuf et la cannelle.
3. Préchauffer le four à 175°C.
4. Ajouter la farine d'amande et la farine de noix de coco au mélange précédent et mélanger.
5. Ajouter les pépites de chocolat et mélanger à nouveau.
6. Façonner les biscuits sur une plaque à pâtisserie.
7. Cuire au four pendant 15 minutes.
8. Laisser refroidir avant de servir.

DÎNER
POULET RÔTI AUX HERBES
Pour 3 portions

Ingrédients:

- 1 poulet entier.
- 8 pommes de terre.
- 1 bouquet d'estragon frais.
- 1 bouquet de basilic frais.
- 4 cuillères à soupe d'huile d'olive.
- Sel
- Poivre

Instructions:

1. Préchauffer le four à 175°C.
2. Nettoyer le poulet et mettez les herbes à l'intérieur.
3. Rincer les pommes de terre et les couper en 4 morceaux, ne pas les peler.
4. Placer le poulet dans un plat et disposer les pommes de terre autour du poulet
5. Arroser d'huile d'olive.
6. Cuire au four pendant 1 heure et demi, badigeonner le poulet et les pommes de terre avec le jus toutes les 30 minutes.
7. Servir chaud.

JOUR 2

PETIT DÉJEUNER
LES 3 P SMOOTHIE VERT

Pour 2 portions

Ingrédients:

- 2 bananes moyennes.
- 1 poire.
- 1 pomme.
- ½ bouquet de persil.
- ¼ d'avocat.
- ½ prune.
- 240 ml d'eau.
- 50 g de glace.

Instructions:

1. Retirer les noyaux de la prune et l'avocat, la peau des bananes et des tiges de la poire et de la pomme.
2. Hacher tous les fruits en taille uniforme.
3. Ajouter les ingrédients dans un mélangeur et mélanger jusqu'à un résultat crémeux et homogène.
4. Servir immédiatement.

DÉJEUNER
SPAGHETTI DE COURGETTE À L'AVOCAT ET AU PESTO

Pour 4 portions

Ingrédients:

Pour les Spaghettis:

- 4 courgettes.
- 100 g tomates cerises coupées en deux.
- 1 citron ou lime frais et haché.
- Sel.
- Poivre.

Pour le Pesto:

- 30 g de noix de pin.
- 1 avocat pelé et dénoyauté.
- 30 ml de jus de citron fraîchement pressé.
- 30 ml d'huile d'olive.
- 2 gousscs d'ail.
- 1 bouquet de feuilles de basilic haché.

Instructions:

Pour le Pesto:

1. Chauffer une poêle à frire et griller les pignons de pin jusqu'à ce qu'il brunissent.
2. Laisser refroidir sur une plaque.

3. Pendant ce temps, ajouter tous les ingrédients dans un mélangeur et mélanger jusqu'à ce que le résultat soit homogène.

4. Ajuster l'assaisonnement au goût.

5. Ajouter l'ail, l'huile d'olive ou de citron, si nécessaire.

Pour les Spaghettis:

1. Peler les courgettes.

2. Avec une râpe à légumes, râper les courgettes de manière à en faire des spaghettis.

3. Dans un bol, mélanger les courgettes spaghetti et les tomates cerises avec le pesto.

4. Parsemer de zeste de citron râpés.

5. Ajouter sel et poivre au goût.

COLLATION
BOULES D'ÉNERGIE

Pour 8 portions

(Peut se conserver au réfrigérateur jusqu'à 4 jours)

Ingrédients:

- 130 g d'abricots secs.
- 80 g d'amandes.
- 4 cuillères à soupe d'eau.
- 2 cuillères à soupe de miel brut.
- 1 poignée de noix de coco râpée.
- 1 poignée de graines de sésame.

Instructions:

1. Couper les abricots en deux et placez-les dans un mélangeur.
2. Ajouter les ingrédients restants et mélanger jusqu'à un consistance pâteuse et homogène.
3. Rouler le mélange en petites boules et les placer sur une plaque.
4. Placer les boules dans le réfrigérateur et laisser refroidir pendant 15 minutes.
5. Rouler les boules sur un couche de noix de coco râpées et graines de sésame.
6. Servir immédiatement.

DÎNER
POISSON PANÉ À LA NOIX DE COCO ET AVOCATS ET SALADE À L'ORANGE

Pour 4 portions

Ingrédients:

Pour la salade:

- 2 avocats.
- 4 oranges.
- 100 g de raisins secs.
- 2 cuillères à soupe d'huile de noix.
- 1 cuillère à café de jus de citron.
- 1 cuillère à soupe de graines de sésame.
- 1 cuillère à café de miel.
- 2 pincées de poivre.
- Sel de mer.

Pour le poisson:

- 4 filets de morue.
- 3 oeufs entiers.
- 1 cuillère à café de coriandre moulue.
- 60 g de noix de coco.
- 75 g de noix de coco râpée.
- Huile d'olive

Instructions:

Pour la salade:

1. Faire griller les graines de sésame dans une poêle à sec pendant 2 minutes.
2. Râper le zeste d'une orange et le presser pour avoir le jus.
3. Verser le jus dans un bol avec du miel, le jus de citron et le poivre.
4. Couper les 3 oranges et avocats restants en morceaux une fois épluchées.
5. Faites vos assiettes mixtes d'avocats et d'oranges.
6. Verser le jus d'orange et l'huile d'olive sur les ingrédients dans l'assiette.
7. Garnir le plat avec des pelures d'orange, raisins secs, graines de sésame grillées et sel.

Pour le poisson:

1. Dans un bol, battre les œufs.
2. Ajouter une cuillère à soupe de poudre de coriandre et une pincée de sel et de poivre.
3. Dans une seconde assiette, versez la farine de noix de coco.
4. Dans une troisième assiette, ajouter la noix de coco râpée.
5. Tremper le poisson dans la farine de noix de coco jusqu'à ce qu'il soit complètement couvert.
6. Badigeonner le poisson avec le mélange d'oeufs.
7. Ensuite, ajouter le poisson dans la noix de coco râpée.
8. Ajouter l'huile et chauffer la poêle
9. Griller le poisson de tous les côtés jusqu'à ce qu'il soit grillé - bruni.
10. Servir immédiatement.

JOUR 3

PETIT DÉJEUNER
OEUFS ET BACON PALEO

Pour 2 portions

Ingrédients:

- 2 œufs entiers.
- 1 avocat dénoyauté.
- 1 gousse d'ail hachée.
- 1 cuillère à café de poivre rouge.
- Sel.
- Poivre.

Instructions:

1. Préchauffer le four à 220°C.
2. Peler et hacher l'ail.
3. Frotter la chair à l'intérieur de l'avocat.
4. Craquer l'œuf dans le creux de chaque demi avocat.
5. Assaisonner avec le poivron rouge, le sel et le poivre.
6. Cuire au four pendant 15 minutes.
7. Servir immédiatement.

DÉJEUNER
CUISSES DE POULET À L'ORANGE

Pour 4 portions

Ingrédients:

- 4 cuisses de poulet.
- 1 orange.
- 2 gousses d'ail écrasées.
- 2 cuillères à soupe d'huile d'olive.
- 2 cuillères à soupe de miel brut.
- 2 oranges fraîchement pressées.
- 2 cuillères à café d'eau de fleur d'oranger.
- Sel.
- Poivre.

Instructions:

1. Mélanger tous les ingrédients sauf les cuisses de poulet dans un bol.
2. Ajouter mettre les cuisses dans un papier cellophane ainsi que le mélange.
3. Laisser l'ensemble pendant 1 heure au réfrigérateur.
4. Préchauffer le four à 205°C.
5. Couper l'orange, en tranches épaisses et placez une tranche sur chaque cuisse de poulet.
6. Placez le poulet à l'orange et cuire au four pendant 20 minutes.
7. Badigeonner le poulet avec la marine tous les 5 à 10 minutes, selon votre préférence.
8. Servir immédiatement.

COLLATION
GRAPPES DE GRAINES DE CITROUILLE ET VANILLE

Pour 2 portions

Ingrédients:

- 60 g de graines de citrouille.
- 2 cuillères à café de miel.
- 2 cuillères à café de sucre de coco.
- 1 cuillère à café d’extrait de vanille.
- L'eau (préalablement bouillie).

Instructions:

1. Préchauffer le four à 150°C.
2. Dans un bol moyen, mélanger le miel, le sucre de noix de coco et l’extrait de vanille.
3. Remuer jusqu’à obtenir une texture de pâte, puis ajouter une petite goutte d'eau bouillie pour le fluidifier afin d’avoir un sirop lisse.
4. Verser les graines de citrouilles tout en remuant.
5. Ajouter une généreuse cuillère pleine de graines de citrouille sur une plaque à pâtisserie.
6. Les cuire pendant 15-20 minutes jusqu'à ce que la plupart des graines aient bruni.
7. Sortir du four et laisser refroidir pendant quelques minutes.
8. Une fois qu'ils ont refroidi un peu, appuyer les grappes dessus afin de les incorporer sur les grappes.
9. Servir.

DÎNER
BURGER DE POULET PALÉO
Pour 2 portions

Ingrédients:

- 2 petits pains à hamburger paléo.
- 1 avocat.
- 1 poitrine de poulet grillé.
- 1 grosse poignée de feuilles de laitue.
- 95 g de chou rouge râpé.
- 2 cuillères à soupe de guacamole.
- Sel.
- Poivre.

Instructions:

1. Une fois que vous avez grillé votre poitrine de poulet, placez-la sur les pains à hamburger.
2. Ajouter guacamole, chou rouge, les feuilles de laitue et d'avocat comme garniture.
3. Saupoudrer de sel et de poivre au goût.
4. Servir immédiatement.

JOUR 4

PETIT DÉJEUNER
OEUFS ET LARDONS PALÉO

Pour 3 portions

Ingrédients:

- Prévoir des moules à muffins.
- 6 tranches de bacon crus.
- 6 oeufs entiers.
- 1 poignée de ciboulette.
- Sel.
- Poivre.

Instructions:

1. Préchauffer le four à 205°C.
2. Couper le bacon en petites tranches et placer les tranches de bacon dans des moules à muffins, puis casser un œuf sur chaque moule.
3. Saupoudrer de ciboulette hachée, le sel et le poivre.
4. Mettre au four et faire cuire pendant dix minutes.
5. Retirer et vider chaque moules dans une assiette et servir avec des légumes de saison ou une salade verte.
6. Servir immédiatement.

DÉJEUNER
DOS DE CABILLAUD AU THYM ET PETITS LÉGUMES

Pour 2 portions

Ingrédients:

- 1 filet de cabillaud d'environ 400 g.
- 2 poireaux.
- 2 carottes.
- 4 patates douces.
- 5 feuilles de thym.
- 1 citron.
- 1 poignée d'herbes (bouquet garni).
- Sel.
- Poivre.

Instructions:

1. Peler et couper en lanières les patates douces.
2. Les cuire à la cocotte pendant 10 minutes.
3. Pendant ce temps, éplucher les carottes et les poireaux et les couper en fines lamelles.
4. Ajoutez-les à cuire avec les pommes de terre douces, et cuire 5 minutes de plus.
5. Placez délicatement le filet de cabillaud au-dessus des légumes avec des feuilles de thym, herbes, citron, sel, poivre.
6. Cuire le plat pendant 10 minutes.
7. Servir immédiatement.

COLLATION
CHIPS DE CHOUX AU FOUR
Pour 1-2 Portions

Ingrédients:

- 1 tête de chou frisé soigneusement lavée et séchée.
- 2 cuillères à soupe d'huile d'olive.
- Sel de mer pour la saveur.

Instructions:

1. Préchauffer le four à 175°C.
2. Retirer les côtes du chou frisé et les couper en morceaux de 5 cm.
3. Placez le chou frisé sur une plaque de cuisson, arroser d'huile d'olive, saupoudrer de sel de mer.
4. Cuire les les copeaux de chou pendant 10-15 minutes jusqu'à ce qu'ils soient croustillant, assurez-vous de tourner les feuilles toutes les minutes.
5. Retirer du four, laisser refroidir.
6. Servir chaud ou froid.

DÎNER
BOULETTES DE VIANDE ITALIENNES
Pour 4 portions

Ingrédients:

- Pour les boulettes de viande
- 3 fois 65 g de Steak haché.
- 1 oeuf légèrement battu.
- ½ oignon haché.
- 2 gousses d'ail écrasées.
- 2 cuillères à soupe d'amandes moulues.
- 1 cuillère à soupe de persil haché.
- 4 cuillères à soupe de pâte de tomate.
- 1 cuillère à soupe d'huile d'olive.
- 120 ml de bouillon de légumes.
- Basilic émincé.

Pour la sauce tomate

- 2 fois 95 g de tomates écrasées.
- 1 gousse d'ail écrasée.
- 4 cuillères à soupe de pâte de tomates séchées.
- 1 cuillère à soupe d'huile d'olive.

Instructions:

Préparation des boulettes de viandes:

1. Dans un bol, mélanger les viandes hachées, l'oignon, l'ail, les amandes et les œufs, à la main.
2. Ajouter le persil et la moitié de la pâte de tomate et mélanger.
3. Former vingt boules de la taille d'une balle de ping pong.

Faire la sauce tomate:

1. Dans une casserole à feu moyen, faire frire l'ail dans l'huile d'olive.
2. Ajouter les oignons hachées et la pâte de tomates séchées et remuer constamment.
3. Laisser mijoter pendant 15 minutes.

Cuire les boulettes de viandes:

1. Chauffer le reste de l'huile d'olive à feu vif dans une poêle à frire.
2. Ajouter les boulettes de viande et laisser cuire pendant 1 min env. tout en les tournant avec une cuillère en bois.
3. Ajouter la sauce tomate, le bouillon de légumes et la pâte de tomate restante.
4. Réduire le feu et laisser cuire 10 minutes à couvert avec couvercle.
5. Réduire le feu et laisser cuire 5 minutes sans couvercle.
6. Saupoudrer de persil et de basilic et servir chaud.

JOUR 5

PETIT DÉJEUNER
CRÊPES AU POTIRON
Pour 2 portions

Ingrédients:

- 55 g de purée de potiron.
- 2 cuillères à soupe de lait d'amande.2 oeufs entiers
- 60 g de farine d'amande.
- 1 cuillère à café de sirop d'érable.
- 1 cuillère à soupe d'extrait de vanille.
- 2 cuillères à soupe de farine de noix de coco.
- 2 cuillères à café d'huile végétale.
- ½ cuillère à café de bicarbonate de soude.
- ½ cuillère à café de cannelle.
- 1 pincée de poudre de gingembre.
- 1 pincée de sel.
- 1 pincée de clou de girofle moulu.

Instructions:

1. Dans un bol, mélanger la purée de citrouille, les œufs, le lait d'amande, sirop d'érable et l'extrait de vanille jusqu'à consistance crémeuse.
2. Dans un autre bol, mélanger la farine de noix de coco, le bicarbonate de soude, le sel, la farine d'amande, la cannelle, le gingembre et les clous de girofle.
3. Verser la citrouille et le mélange de farine dans un récipient avec un bec et mélanger jusqu'à homogénéité.
4. Chauffer l'huile végétale dans une casserole sur feu doux et versez plusieurs petites louches de pâte dans l'huile chaude pour former des crêpes arrondies.
5. Cuire jusqu'à ce que les crêpes soient légèrement dorés, environ 5 minutes de chaque côté.
6. Servir immédiatement.

DÉJEUNER
SALADE DE BETTERAVES AUX NOIX DE PÉCANS

Pour 4 portions

Ingrédients:

- 190 g laitue haché.
- 3 betteraves cuites.
- 60 g de noix de pécan.
- 1 grande échalote.
- 3 cuillères à soupe de crème de soja.
- 1 cuillère à soupe d'huile de noix.
- Sel.
- Poivre.

Instructions:

1. Rincer la laitue et les couper en tranches de salade.
2. Hacher l'échalote et les noix de pécan.
3. Couper les betteraves en fines tranches à l'aide d'une mandoline.
4. Mélanger la crème de soja, l'huile de noix, sel et poivre dans un bol jusqu'à ce que ce soit homogène.
5. Placer la laitue, la betterave, les noix de pécan et l'échalote dans les assiettes.
6. Assaisonner selon le goût.
7. Servir immédiatement.

COLLATION
POMMES AU FOUR AVEC DATES ET POUDRE D'AMANDE

Pour 2 portions

Ingrédients:

- 2 pommes.
- 4 dattes.
- 1 cuillère à soupe de poudre d’amandes.

Instructions:

1. Préchauffer le four à 175°C.
2. Laver les pommes et retirer le milieu et les pépins.
3. Hacher les dattes et les mélanger avec la poudre d’amandes.
4. Remplir le mélange à l'intérieur des pommes.
5. Cuire au four pendant 30 minutes, laisser refroidir.
6. Servir chaud.

DÎNER
LASAGNES PALÉO
Pour 2 portions

Ingrédients:

Pour la sauce à la viande et tomate:

- 500 g de boeuf haché.
- 500 g tomates, environ 5 moyennes.
- 2 oignons hachés.
- 1 gousse d'ail.
- Purée de tomates.
- Origan.
- Sel.

Pour la "sauce blanche" paléo:

- 100 g de noix.
- 50 g d'amandes.
- 200 ml d'eau.

Pour les "pâtes à lasagne":

- 200 g d'aubergines, environ 2 moyennes.

Instructions:

1. Couper les tranches d'aubergine environ 1cm d'épaisseur - si les tranches sont trop minces, elles risquent de brûler dans le four.
2. À l'aide d'un pinceau, badigeonner les tranches d'aubergines avec de l'huile d'olive.
3. Cuire au four à 160°C en mode grill pendant environ 10 minutes.
4. Une fois que les tranches d'aubergines commencent à dorer, retourner les tranches.
5. Couper l'oignon et l'ail et faire revenir sur la poêle dans l'huile d'olive jusqu'à ce que les oignons soient translucides.
6. Préparer le boeuf haché en formant des petites boules à la main.
7. Ajoutez-les dans la casserole avec les oignons et remuer.
8. Couper les tomates en tranches et les ajouter dans la casserole lorsque la viande est cuite à la surface et continuer à remuer.
9. Mélanger les noix, les amandes et l'eau ensemble et combiner.
10. Vous obtiendrez une pâte qui doit être de la consistance d'une sauce épaisse, pas liquide.
11. Si elle est trop molle, ajouter de l'eau. Elle doit pouvoir s'étaler facilement.
12. Verser la moitié de l'eau et ajouter la pâte de tomate pour donner de la consistance.
13. Ajuster l'assaisonnement avec le sel et l'origan, et remuer.
14. Verser 1/3 du mélange de bœuf-oignon-tomate dans le plat de cuisson.
15. Couvrir avec une couche de tranches d'aubergine, puis votre préparation de noix d'amande.
16. Répéter l'étape 8 jusqu'à ce que toutes les couches soient terminées.

17. Terminer en recouvrant votre préparation de boeuf-oignon-tomate.
18. Assurez-vous de ne pas finir avec le mélange de noix d'amande.
19. Cuire au four 20 minutes à 160°C.
20. Servir immédiatement.

JOUR 6

PETIT DÉJEUNER
BACON PALÉO AUX OEUFS
Pour 1 portion

Ingrédients:

- 3 oeufs entiers.
- 2 tranches de bacon.
- 1 cuillère à soupe d'huile d'olive.
- 1 cuillère à soupe de pesto.
- 1 cuillère à soupe de tapenade.

Instructions:

1. Placez délicatement 2 œufs dans une casserole d'eau bouillante.
2. Retirez le premier œuf après 3 minutes - œuf à la coque.
3. Retirez le deuxième oeuf après 10 minutes - œuf dur.
4. Faire cuire le bacon dans une poêle jusqu'à ce que croustillant.
5. Casser un oeuf dans un bol et mélanger avec tapenade et pesto.
6. Cuire le mélange à la poêle.
7. Servir immédiatement.

DÉJEUNER
LOUP DE MER AUX HERBES EN PAPILLOTE
Pour 2 portions

Ingrédients:

- 500 g de loup de mer.
- 3 tomates moyennes.
- 1 citron.
- 2 cuillères à soupe d'huile d'olive.
- 120 ml de vin blanc sec - facultatif.
- Thym.
- Basilic.
- 3 gousses d'ail.

Instructions:

1. Préchauffer le four à 205°C.
2. Vider le loup de mer.
3. Placez vos herbes, huile d'olive et vin blanc (facultatif) à l'intérieur.
4. Placez le loup de mer dans une feuille d'aluminium et le joint.
5. Couper les tomates en deux et placer sur le fond du plat.
6. Assaisonner les tomates et placer le loup de mer dans sa feuille d'aluminium et le refermer en papillote sur le dessus.
7. Cuire au four pendant 40 minutes.
8. Servir immédiatement.

COLLATION
CHIPS AU FOUR À LA POMME-CANNELLE
Pour 1-2 Portions

Ingrédients:

- 1-2 pommes.
- 1 cuillère à café de cannelle.

Instructions:

1. Préchauffer le four à 200°C.
2. Retirer le milieu et les pépins de la pomme, puis couper les pommes en fines tranches, à l'aide d'un couteau ou d'une mandoline.
3. Préparer une plaque à pâtisserie avec du papier sulfurisé et y disposer les tranches de pomme, faire en sorte qu'elles ne se chevauchent pas, puis saupoudrer les pommes de cannelle.
4. Cuire au four pendant 1 heure, puis retournez.
5. Continuer la cuisson pendant 1-2 heures de plus, en retournant de temps en temps - jusqu'à ce que les tranches de pommes ne soient plus humides.
6. Servir immédiatement.

DÎNER

CURRY AUX COURGETTES ET CREVETTES

Pour 2 portions

Ingrédients:

- 6 crevettes.
- 1 grande courgette.
- 1 oignon rouge haché.
- 1 boîte de lait de coco.
- 1 cuillère à café de pâte de curry rouge.
- 1 cuillère à café d'huile de coco.

Instructions:

1. Hacher l'oignon et couper la courgette en dés.
2. Dans une poêle wok ou à frire, faire fondre l'huile de noix de coco.
3. Faire revenir l'oignon, puis ajouter le lait de coco et la pâte de curry.
4. Une fois que la pâte de curry est bien dissoute, ajouter les courgettes.
5. Laisser mijoter pendant 2-3 minutes, puis ajouter les crevettes.
6. Laisser mijoter pendant 10 minutes.
7. Servir immédiatement.

JOUR 7

PETIT-DÉJEUNER
OEUF BÉNÉDICTE ET SA SAUCE CRÉMEUSE D'AVOCAT

Pour 4 portions

Ingrédients:

- 5 tranches de bacon coupées en moitiés.
- 4 œufs entiers.
- Sel de mer.
- Poivre noir fraîchement moulu.

Pour la sauce à l'avocat:

- 1 avocat moyen, pelé.
- 60 ml de jus de citron.
- 1/2 cuillère à soupe de poudre d'ail.
- 80 ml d'huile d'olive ou d'eau.
- Sel de mer.

Instructions:

1. Préchauffez votre four à 205°C.
2. Sur une plaque de cuisson, placer le lard en quatre bases distinctes pour les oeufs.
3. Chaque base doit être composée de quelques morceaux de lard disposés en tissage.

4. Cuire les bases de bacon au four pendant 15 à 20 minutes.

5. Mélanger l'avocat, le jus de citron et la poudre d'ail dans un robot culinaire jusqu'à consistance lisse, en faire une purée.

6. Ajouter l'huile d'olive ou de l'eau jusqu'à obtenir une consistance épaisse et coulante.

7. Assaisonner au goût avec du sel de mer.

8. Porter une casserole d'eau à ébullition, déposer un oeuf dedans, et laisser cuire jusqu'à ce que les blancs soient séparés du jaune, environ 2-4 minutes (oeuf poché).

9. Retirez et répéter pour les œufs restants.

10. Répartir le lard dans les assiettes et y déposer les oeufs pochés.

11. Verser la sauce d'avocat sur le dessus de chaque œuf.

12. Servir immédiatement.

DÉJEUNER
MORUE AUX PETITS LÉGUMES ET CITRON EN PAPILLOTE
Pour 4 portions

Ingrédients:

- 4 filets de morue.
- 380 g de petits pois, carottes et haricots verts mix.
- 2 gousses d'ail.
- 1 cuillère à soupe de miel brut.
- 1 cuillère à soupe d'huile d'olive.
- Aneth fraîche hachée.
- Rondelle de citron vert.
- 1 jus de citron vert fraîchement pressé.
- 1 jus de citron fraîchement pressé.
- Sel et poivre.

Instructions:

1. Mélanger le jus de citron, le miel et l'huile d'olive dans un bol.
2. Faire mariner le filet de morue dans la préparation pendant 1 heure.
3. Nettoyez les légumes, ouvrir les gousses d'ail et les haricots.
4. Peler et couper les carottes en petits cubes.
5. Peler et hacher l'ail.
6. Dans quatre grandes feuilles de papier d'aluminium, répartir les légumes, l'ail et ajouter les filets de morue sur le dessus.
7. Saupoudrer de sel et poivre au goût.

8. Arroser d'huile d'olive et de jus de citron vert.

9. Sceller le papier d'aluminium et cuire au barbecue pendant 20-30 minutes.

10. Saupoudrer avec de l'aneth hachée et servir immédiatement avec des quartiers de citron frais.

COLLATION
MUFFINS AUX BLEUETS CELTIQUES

Pour 12 portions

Ingrédients:

- 3 grands oeufs.
- 240 g de farine d'amande blanchie.
- 200 g de bleuets celtiques frais.
- 60 g de farine de tapioca.
- 90 ml de miel brut.
- 70 ml d'huile vierge de noix de coco.
- ½ cuillère à café de bicarbonate de soude.
- ½ cuillère à café de poudre à pâte sans gluten.
- ½ cuillère à café de sel de mer.
- 1 cuillère à café d'extrait de vanille.

Instructions:

1. Préchauffer le four à 160°C.
2. Graisser un moule à muffins de taille standard.
3. Mélanger (ou cribler) les ingrédients secs dans un bol moyen.
4. Fouetter les œufs, le miel, l'huile et la vanille dans un autre bol.
5. Verser les ingrédients liquides dans le bol avec les ingrédients secs et bien mélanger.
6. Incorporer délicatement les bleuets dans la pâte.
7. Verser dans 12 moules à muffins.

8. Cuire au four pendant 20-25 minutes jusqu'à ce que légèrement doré sur le dessus.

9. Servir chaud.

DÎNER

CRÉMEUSE AU CITRON POULET AUX ASPERGES ET CHAMPIGNONS

Pour 4 portions

Ingrédients:

- 3-4 grosses poitrines de poulet.
- 8 pointes d'asperges , coupe de taille moyenne en morceaux de 2.5 cm.
- 225 g de champignons coupés en tranches.
- 2 cuillères à soupe d’huile de noix de coco.
- 3 gousses d'ail écrasées.
- 180 ml de lait de coco.
- Jus d'1 citron fraîchement pressé.
- Zest de 1 citron.
- Sel.

Instructions:

1. Commencez par chauffer une grande poêle à feu moyen.
2. Une fois chaude, ajouter 1 cuillère à soupe d’huile de noix de coco.
3. Placer le poulet dans la poêle, chauffer environ 3 minutes de chaque côté, et mettre de côté
4. Ajouter le reste de l'huile de noix de coco, si nécessaire.
5. Mélanger dans l'ail écrasé, les asperges et les champignons.
6. Faire sauter les asperges jusqu’à ce qu’elles soient croustillantes et les champignons sont doux et parfumés - environ 10 minutes.
7. Remettre le poulet dans la casserole.

8. Ajouter le lait de coco, le jus de citron et le zeste de citron.

9. Mettre le couvercle sur la poêle.

10. Attendre jusqu'à ce que le mélange fasse des bulles, puis réduire à feu doux.

11. Cuire pendant encore 3-5 minutes ou jusqu'à ce que le poulet soit bien cuit.

12. Ajouter le sel au goût

13. Vous pouvez accompagner ce plat avec du riz si le coeur vous en dit.

14. Servir immédiatement.

SEMAINE 3

LES PETIT-DÉJEUNERS

★Pudding au chia et fruits rouges

★Prosciutto d'oeufs

★Coco Flakes

★Omelette aux légumes

★Tortillas de banane plantain

★Gruau Paléo Surprise

★Smoothie de baie et citrouille

LES DÉJEUNERS

★Squash Paléo aux noix

★Wrap de porc paléo

★Salade grecque de concombre à la menthe

★Tapenade d'olives noires

★Roulé aux épinards et chèvre

★Salade de boeuf à la thaïlandaise

★Crevettes croustillantes à la coco

LES COLLATIONS

★Chocolat Énergisant "Blocs Shot"

★Barres de chocolat énergétiques

★Toasted graines de citrouille aux épices

★Boules d'énergie à la noix de coco et au citron

★Boules aux noisettes fruitées

★Amuse-bouche de carottes et cardamome

★Noix de cajou au curry

LES DÎNERS

★Wok de boeuf au basilic et poivrons verts

★Poulet à l'indienne

★Ragoût de la mer

★Ragoût de poulet aux pommes et aux Prunes

★Pizza paléo

★Morue et légumes en papillote au citron vert

★Salade de poisson aux raisins

JOUR 1

PETIT DÉJEUNER
PUDDING AU CHIA ET FRUITS ROUGES
Pour 2 portions

Ingrédients:

- 200 g de lait d'amande.
- 3 cuillères à soupe de graines de chia.
- 2 cuillères à soupe de sucre de noix de coco.
- 1 pincée de poudre de vanille.
- 1 grosse poignée de fruits rouges - frais ou congelés.

Instructions:

La nuit avant:

1. Mélanger les graines de chia, le sucre, la noix de coco et la vanille avec le lait d'amande.
2. Laisser refroidir au réfrigérateur jusqu'au lendemain.

Le lendemain matin:

1. Versez les graines de chia dans le pudding dans 2 bols.
2. Ajouter les fruits rouges sur le dessus.
3. Saupoudrer d'amandes concassées sur le dessus - en option.
4. Servir immédiatement.

DÉJEUNER
SQUASH PALÉO AUX NOIX
Pour 2 portions

Ingrédients:

- 2 cuillères à soupe d'huile de noix de coco.
- 1 grosse courge jaune râpée
- 1 grosse tomate coupée en morceaux.
- 75 g de noix.
- 3 gousses d'ail hachées.

Instructions:

1. Faire fondre l'huile de noix de coco dans une poêle à feu moyen.
2. Cuire dans une poêle la courge râpée, les morceaux de tomates, les noix et l'ail.
3. Remuer jusqu'à ce que le mélange soit chaud - environ 3-5 minutes.
4. Servir immédiatement.

COLLATION
CHOCOLAT ÉNERGISANT "BLOC SHOT"
Pour environ 15 Portions

Ingrédients:

- 80 ml de lait de coco riche en matière grasse - biologique.
- 80 ml d'eau filtrée.
- 3 cuillères à soupe d'huile de noix de coco.
- 3 cuillères à soupe de miel brut ou sirop d'érable - facultatif.
- 3 cuillères à soupe de gélatine.
- 3 cuillères à soupe de poudre de cacao.
- 2 cuillères à soupe de poudre de maca.
- 1 cuillère à café d'extrait de vanille.
- Sel de mer.

Instructions:

1. Mélanger tous les ingrédients dans une casserole moyenne et bien mélanger au fouet.
2. Chauffer la casserole à feu moyen et cuire jusqu'à ce que la gélatine soit liquide. Il ne faut pas qu'elle boue.
3. Verser le mélange dans un plat de cuisson en verre ou des moules de votre choix.
4. Mettre au réfrigérateur pendant au moins 1 heure.
5. Retirer les du plat de cuisson ou des moules.
6. Couper en plusieurs parts de la taille qui vous plaît.
7. Servir immédiatement.

* Peut se conserver au réfrigérateur pendant une semaine.

DÎNER
WOK DE BOEUF AU BASILIC ET POIVRONS VERTS
Pour 4 portions

Ingrédients:

- 400 g de boeuf - émincé.
- 3 poivrons verts.
- 1 cuillère à soupe d'huile d'olive - extra vierge.
- 1 oignon - haché.
- 1 bouquet de basilic finement haché.
- 1 gousse d'ail - tranches.
- 1 cuillère à soupe de poudre d'arrow-root (à dissoudre dans 4 cuillères à soupe d'eau).

Instructions:

1. Coupez le boeuf en fines tranches et mettre de côté.
2. Laver les poivrons verts et les couper en lanières - enlever la tige et les graines.
3. Dans un wok de taille moyenne, arroser d'huile d'olive et faire chauffer à feu moyen.
4. Préparer les oignons en les hachant et les faire frire dans un wok jusqu'à ce qu'ils soient tendres.
5. Incorporer le boeuf et les poivrons et laisser cuire jusqu'à ce que la viande soit dorée.
6. Ajouter la gousse d'ail.

7. Pendant que la viande cuit, couper les feuilles de basilic finement et les ajouter au wok.
8. Une fois les poivrons ramollis, ajouter le mélange de poudre d'arrow-root.
9. Remuer jusqu'à obtenir une texture lisse.
10. Retirer le wok de la chaleur.
11. Servir immédiatement.

JOUR 2

PETIT DÉJEUNER
PROSCIUTTO D'OEUFS
Pour 2 portions

Ingrédients:

- Huile de coco.
- 4 tranches de prosciutto.
- 4 œufs.
- Sel, poivre et assaisonnements désirés.

Instructions:

1. Préchauffer le four à 175°C.
2. Graisser un moule à muffins.
3. Mettre vos tranches de prosciutto pour couvrir le fond du moule à muffin.
4. Casser un oeuf à l'intérieur de chacun.
5. Assaisonner selon l'envie.
6. Cuire au four environ 20 minutes pour un résultat jaune crème - et 25 minutes pour qu'ils soient cuits.
7. Laisser refroidir et démouler.
8. Servir immédiatement.

DÉJEUNER
WRAP DE PORC PALÉO
Pour 2 portions

Ingrédients:

- 135 g de filet de porc.
- 2 cuillères à soupe de mayonnaise paléo faite maison.
- 3 tomates cerises.
- 1 avocat.
- 6 feuilles de laitue.
- Huile végétale.
- Sel et poivre.

Instructions:

1. Placer les feuilles de laitue sur une assiette.
2. Couper le porc en lanières.
3. Ajouter de l'huile dans la casserole et porter chauffer à feu moyen.
4. Faire revenir la viande de porc jusqu'à ce qu'elle soit cuite.
5. Répartir le porc dans des feuilles de laitue avec les tomates cerises et les tranches d'avocat.
6. Assaisonner à votre goût, puis rouler les feuilles afin d'envelopper les ingrédients.
7. Servir immédiatement.

COLLATION
BARRES DE CHOCOLAT ÉNERGÉTIQUES

Pour 1 portion

Ingrédients:

- 20 dates
- 120 g d'amandes
- 4 cuillères à soupe de noix de coco râpée

Instructions:

1. Dans un mélangeur, ajouter des dattes dénoyautées, les amandes et la noix de coco râpée.
2. Mélanger pour obtenir un résultat pâteux.
3. Étaler le papier cellophane et placer la pâte dessus.
4. Refermer le papier et le façonner de façon à former une brique.
5. Laisser réfrigérer toute la nuit.
6. Servez le lendemain.

DÎNER
POULET À L'INDIENNE
Pour 2 portions

Ingrédients:

- 1 kg de cuisses de poulet.
- 1 oignon rouge, coupé en dés.
- 2 gousses d'ail hachées.
- 120 ml de lait de coco.
- 4 cuillères à soupe de Ghee.
- 3 cuillères à soupe d'huile de noix de coco.
- 1/2 cuillère à café de cardamome.
- 1/2 cuillère à café de coriandre.
- 1 cuillère à café de poudre de piment.
- 1 boîte de pâte de tomate, environ 300 g.
- 1 cuillère à café de sel.

Instructions:

1. Séparer les cuisses.
2. Dans une grande poêle, faire chauffer l'huile de noix de coco à feu moyen.
3. Ajouter l'oignon et faire revenir jusqu'à ce qu'il soit transparent.
4. Baisser le feu au minimum et ajouter l'ail et toutes les épices.
5. Bien mélanger pour former une sorte de pâte.
6. A feu moyen, ajouter le lait de coco et le sel.

7. Bien mélanger pour former une sauce épaisse.

8. Lorsque la sauce commence à faire des bulles, ajouter le poulet et bien mélanger.

9. Réduire à feu doux, couvrir et cuire pendant environ 15 minutes, jusqu'à ce que le poulet soit bien cuit

10. Remuer occasionnellement

11. Lorsque le poulet est cuit, ajouter le Ghee et mélanger dans la sauce jusqu'à ce qu'il fonde.

12. Servir avec des légumes de votre choix.

JOUR 3

PETIT DÉJEUNER
COCO FLAKES
Pour 2 portions

Ingrédients:

- 60 g de coco émiettée et non sucrée.
- 100 g de petits fruits entiers.
- 60 ml de lait de coco.
- Cannelle.
- 1 cuillère à café de miel.
- Des noisettes.

Instructions:

1. Faire griller la de noix de coco à feu doux dans une casserole.
2. Combiner avec votre choix de fruits rouges.
3. Versez le lait de coco et ajouter la cannelle, le miel et les noisettes.
4. Mélanger jusqu'à ce que le mélange soit homogène.
5. Servir immédiatement.

DÉJEUNER
SALADE GRECQUE DE CONCOMBRE À LA MENTHE

Pour 2 portions

Ingrédients:

- 1 concombre biologique.
- 170 g de crème de noix de coco ou de yaourt grec.
- 1 cuillère à soupe de jus de citron fraîchement pressé.
- 1 poignée de menthe fraîche.
- 1 poignée de persil frais.
- ½ gousse d'ail hachée.
- Sel.
- Poivre.

Instructions:

1. Couper le concombre en fines tranches.
2. Saupoudrer de sel et mettre de côté dans un bol pour faire la sauce.
3. Le sel va s'occuper de retirer l'eau du concombre.
4. Hacher le persil et la menthe.
5. Écrasez la gousse d'ail.
6. Préparer la sauce en mélangeant les ingrédients restants (crème de coco, jus de citron, persil, menthe, ail).
7. Égoutter le concombre.
8. Ajouter la sauce au concombre et bien mélanger
9. Conserver au frais pendant 1 heure, jusqu'à ce que les saveurs soient bien réparties.

COLLATION
GRAINES DE CITROUILLE TOASTÉE AUX ÉPICES

Pour 1 portion

Ingrédients:

- 120 g de graines de citrouille.
- 1 cuillère à soupe d'huile d'olive.
- 1 cuillère à café de curry, paprika, ou cumin.
- ½ cuillère à café de sel.

Instructions:

1. Rincer les graines de citrouille et les faire sécher sur le côté.
2. Préchauffer le four à 160°C, mettre une feuille de cuisson sur la grille dans le four.
3. Mélanger tous les ingrédients dans un bol de sorte que toutes les graines soient recouvertes d'huile et des épices.
4. Les répartir sur le papier de cuisson et cuire au four pendant 40 minutes.
5. Surveiller la cuisson et mélanger les graines de temps en temps afin qu'elles soient cuites uniformément.
6. Laisser refroidir légèrement et servir tiède ou froid.

DÎNER
RAGOÛT DE LA MER
Pour 4 portions

Ingrédients:

- 300 g de moules fraîches nettoyées.
- 150 g de calamar.
- 300 g de filets de morue, ou autre poisson blanc de votre choix.
- 360 g de de tomates.
- 1 poivron rouge.
- 1 oignon.
- 2 gousses d'ail.
- 4 feuilles de laurier.
- 1 cube de bouillon.
- 1 cuillère à café de curcuma et de paprika.
- 1 cuillère à café d'huile d'olive.
- 2 pincées de sel et de poivre.

Instructions:

1. Couper les tomates et les poivrons en dés.
2. Hacher finement l'oignon et l'ail.
3. Chauffer l'huile dans une grande casserole.
4. Ajouter l'oignon, le cuire pendant 2 minutes, puis ajouter l'ail et les épices.
5. Ajouter le cube de bouillon dilué dans 225 ml d'eau dans un verre.

6. Ensuite, ajouter les poivrons et les tomates en dés et les feuilles de laurier.

7. Faire réduire à feu doux et laisser mijoter pendant dix minutes.

8. Couper le filet de poisson blanc en gros cubes et l'ajouter dans la casserole.

9. Après deux minutes, ajouter les calmars et les moules.

10. Couvrir pendant 5 minutes et cuire jusqu'à ce que les moules soient toutes ouvertes.

11. Remuer délicatement et servir.

JOUR 4

PETIT DÉJEUNER
OMELETTE AUX LÉGUMES

Pour 1 à 2 Portions

Ingrédients:

- 190 g de légumes cuits de saison.
- 3 oeufs entiers.
- 3 cuillère à soupe de lait de coco biologique.
- 1 cuillère à café d'huile de noix de coco.
- Sel.
- Poivre.

Instructions:

1. Faire fondre l'huile de noix de coco dans une poêle à feu moyen.
2. Faire revenir les légumes dans l'huile.
3. Dans un bol, battre les oeufs au fouet avec le sel et le poivre.
4. Ajouter le lait de coco et fouetter à nouveau.
5. Baisser la température pour la poêle à feu doux.
6. Répartir les légumes dans le fond de la casserole et verser le mélange d'oeufs et de lait de coco.
7. Couvrir et cuire pendant environ 15 minutes.
8. L'omelette est cuite quand il n'y a plus de liquide sur le dessus.
9. Servir immédiatement.

DÉJEUNER
TAPENADE D'OLIVES NOIRES
Pour 2 portions

Ingrédients:

- 65 g d'olives noires.
- 40 g d'anchois.
- 40 g de câpres drainés.
- 1 gousse d'ail
- 60 ml d'huile d'olive
- Poivre

Instructions:

1. Placez tous les ingrédients dans un mélangeur et bien mélanger.
2. Si la tapenade est trop sèche, ajouter un peu d'huile d'olive.
3. La tartiner sur du pain paléo.
4. Servir immédiatement.

COLLATION
BOULES D'ÉNERGIE À LA NOIX DE COCO ET AU CITRON

Pour 18 Portions

Ingrédients:

- 1 zeste de citron.
- 2 citrons fraîchement pressés.
- 25 g de graines de chia.
- 180 g d'amandes brutes.
- 8 dattes dénoyautées et hachées.
- 45 g de noix de coco râpée non sucrée (plus pour plus garnir, si désiré)..
- ¼ cuillère à café de sel de mer.
- 3 cuillère à soupe d'huile de coco biologique.

Instructions:

* Pour cette recette il est recommandé d'avoir un robot culinaire.

1. Faire le zeste de citron et le mettre de côté.
2. Verser le jus de citron dans un petit bol.
3. Ajoutez le chia et bien mélanger.
4. Mélanger les amandes et les dates dans le bol d'un robot culinaire de grande taille.
5. Les broyer finement, environ 60 secondes.
6. Ajouter aux amandes et dattes la noix de coco râpée, le sel marin, huile de noix de coco, le zeste et le mélange de jus chia / citron.

7. Mélanger jusqu'à ce que le mélange soit granuleux et humide, environ 60 secondes.
8. Rouler le mélange en 2 "boules". Saupoudrer de noix de coco, si désiré.
9. Réfrigérer 30 minutes.
10. Servir.

* A conserver au réfrigérateur dans un récipient hermétique.

DÎNER

RAGOÛT DE POULET AUX POMMES ET AUX PRUNES

Pour 2 portions

Ingrédients:

- 300 g de poitrine de poulet.
- 5 grosses carottes, coupées en gros morceaux.
- 1 1/2 gros oignon, coupé en morceaux.
- 2 1/2 pommes coupées en morceaux.
- 10 prunes séchées, dénoyautées.
- Lait de coco.
- 2 cuillères à café de sel de mer.

Pour la garniture:

•Sauge fraîche, hachée finement.

Instructions:

1. Couper la poitrine de poulet en morceaux et les placer au fond de la mijoteuse.
2. Ajouter les carottes, les oignons, les pommes et les pruneaux.
3. Versez le lait de coco sur le mélange.
4. Laisser mijoter pendant 8 heures sur feu doux.
5. Une fois cuit, mélanger tous les ingrédients et assaisonner avec le sel au goût.
6. Servir avec une pincée de garniture de sauge fraîche.

JOUR 5

PETIT DÉJEUNER
TORTILLAS DE BANANE PLANTAIN

Pour 2 portions

Ingrédients:

- 4 bananes plantain

Instructions:

1. Préchauffer le four à 160°C.
2. Couper les plantains en 3 morceaux, avec les pelures.
3. Les bouillir 15 minutes jusqu'à ce qu'elles soient tendre.
4. Les égoutter et faire refroidir pour ensuite enlever les pelures.
5. Ecraser grossièrement.
6. Etaler 6 tortillas avec vos mains et les placer sur une plaque à pâtisserie recouverte de papier sulfurisé.
7. Les faire cuire à 160°C pendant 15 minutes.
8. Les retourner et cuire encore 10 minutes.
9. Allow refroidir pendant 10 minutes.
10. Servir chaud.

DÉJEUNER
ROULÉ AUX ÉPINARDS ET CHÈVRE

Pour 4 portions

Ingrédients:

- 8 oeufs entiers.
- 125 g d'épinards frais.
- 200 g de fromage de chèvre frais.
- 4 tranches de saumon fumé.
- 1 poignée de persil.
- 1 gousse d'ail.
- Sel.
- Poivre.

Instructions:

1. Commencez par préchauffer le four à 205°C.
2. Mélanger le persil, l'ail, les épinards et les œufs ensemble.
3. Verser dans un moule.
4. Mettre au four et cuire 15-20 min.
5. Réduire la chaleur si vous voyez que votre omelette devient brune.
6. Une fois que l'omelette est cuite, retirer du moule.
7. Tartiner le fromage de chèvre sur l'omelette et y déposer les tranches de saumon fumé.
8. Rouler l'omelette et la serrer à l'aide papier plastique.
9. Réfrigérer l'omelette et la laisser prendre forme.
10. La couper en 12 portions.
11. Servir immédiatement.

COLLATION
BOULES AUX NOISETTES FRUITÉES
Pour 12 portions

Ingrédients:

- 80 g de noix mélangées (noix, noix de cajou, noisettes, amandes).
- 265 g de dattes et / ou de figues.
- 2 cuillères à soupe d'huile de coco.
- 3 cuillères à soupe de noix de coco râpées.
- Des graines de tournesol en garniture.

Instructions:

1. Mettre tous les ingrédients dans un robot culinaire.
2. Mélanger jusqu'à l'obtention d'une pâte.
3. Vider le mélange dans un bol et ajouter les graines de tournesol.
4. Prendre un peu de pâte dans la paume de votre main pour former une boule.
5. Conserver au réfrigérateur pendant au moins 1 heure.
6. Servir frais.

* Les boules peuvent être stockées dans le réfrigérateur dans un contenant hermétique pendant 5 jours.

DÎNER
PIZZA PALÉO
Pour 6 portions

Ingrédients:

Pour la pâte:

- 15 g de farine de noix de coco.
- 55 g d'amandes.
- 4 oeufs entiers.
- 4 cuillères à soupe d'huile d'olive.
- 1 cuillère à café de bicarbonate de soude.
- 2 cuillères à soupe de vinaigre ou de jus de citron, pour activer le bicarbonate de soude.
- Sel.
- Poivre, origan au goût.

Pour la garniture:

- 2 poignées de salade de roquette.
- 6 tranches de jambon de Parme.
- Olives (noires ou vertes).

Instructions:

1. Préchauffer le four à 220°C.
2. Mélanger tous les ingrédients pour la pâte à pizza.
3. Faire la pâte soit au robot soit à la main.

4. Si la consistance le permet, étaler une couche mince sur une plaque de cuisson de papier parchemin ou la verser dans un plat.
5. L'étaler entre 2 feuilles de papier sulfurisés.
6. Mettre au four et cuire pendant 15 minutes ou jusqu'à ce que la pâte soit cuite.
7. Une fois que la pâte est dorée, la retirer du four et garnir.
8. Ajouter la base de sauce tomate pour humidifier la pâte si elle est trop sèche.
9. Cuire au four pendant environ 20 minutes.
10. Servir immédiatement.

JOUR 6

PETIT DÉJEUNER
GRUAU PALÉO SURPRISE

Pour 2 portions

Ingrédients:

- 3 cuillères à soupe d'huile de noix de coco.
- 300 g de chou-fleur râpé.
- 3 oeufs entiers.
- 1 poignée de baies fraîches.
- 3 cuillères à soupe de sirop d'érable ou miel brut.
- 3 cuillères à soupe de lait de coco.

Instructions:

1. Faire fondre du beurre dans une casserole.
2. Ajouter le chou-fleur râpé et les oeufs.
3. Cuire, en remuant souvent comme si vous faisiez des œufs brouillés.
4. Une fois que les oeufs sont presque cuits, ajouter les baies. Remuer et continuer à chauffer pendant quelques minutes.
5. Verser dans un bol de service garni de sirop d'érable et / ou du lait de coco.

DÉJEUNER
SALADE DE BOEUF À LA THAÏLANDAISE
Pour 2 portions

Ingrédients:

- 2 x 280 g de filet de bœuf.
- 1 cuillère à soupe d'huile d'olive.
- 1 poignée de coriandre hachée, et quelques brins pour la présentation.
- 1 poignée de menthe hachée.
- 2 ou 3 piments oeil d'oiseau finement hachés.
- 1 gousse d'ail
- 1 jus de citron fraîchement pressé.
- 2 cm de gingembre frais râpé.
- 1 cuillère à soupe de miel brut biologique.
- 8 radis en tranches.
- 95 g de concombre finement haché.
- 1 oignon rouge tranché très finement.
- Poivre au goût.

Instructions:

1. Mettre la viande dans une poêle anti-adhésive avec de l'huile d'olive et cuire pendant 2 à 3 min de chaque côté.
2. Laisser reposer 5 minutes sur une plaque chauffante.
3. Dans un bol, mélanger les herbes, les poivrons, l'ail, le jus de citron, le gingembre et le miel.

4. Coupez le boeuf en fines tranches et les mettre dans la marinade, tout en préparant la salade.
5. Sur une assiette, ajouter des tranches de radis, concombre et oignon,
6. Ensuite, ajoutez la viande, la sauce et marinade
7. Terminer l'assaisonnement avec du poivre
8. Saupoudrer le plat avec la coriandre hachée.
9. Servir immédiatement.

COLLATION
AMUSE-BOUCHE DE CAROTTES ET CARDAMOME

Pour 1 portion

Ingrédients:

- 300 g de coco séchée.
- 190 g de carottes cuites à la vapeur et refroidies.
- 1 cuillère à café de thé de cardamome en poudre.
- 1 cuillère à café de gingembre en poudre.

Instructions:

1. Placer 200 g de noix de coco séchée dans un robot culinaire quelques minutes pour obtenir une texture crémeuse.
2. Ajouter les carottes cuites et refroidies continuer à mélanger pour obtenir un résultat de purée.
3. Verser le reste de noix de coco séchée dans un bol.
4. Remuer jusqu'à ce qu'elle soit bien combinée dans le mélange.
5. Former 20 à 25 boules en roulant le mélange dans vos mains.
6. Placez-les dans le réfrigérateur et laissez reposer pendant 1 heure.
7. Servir frais.

DÎNER
MORUE ET LÉGUMES EN PAPILLOTE AU CITRON VERT
Pour 4 portions

Ingrédients:

- 4 filets de morue.
- 380 g de petits pois, carottes et haricots verts mix.
- 2 gousse d'ail.
- 1 cuillère à soupe de miel brut biologique.
- 1 cuillère à soupe d'huile d'olive.
- De l'aneth hachée fraîche.
- 1 Rondelle de citron vert.
- 1 jus de citron vert fraîchement pressé.
- 1 jus de citron fraîchement pressé.
- Sel.
- Poivre.

Instructions:

1. Mélanger le jus de citron, le miel et l'huile d'olive dans un bol.
2. Faire mariner les filets de morue dans ce mélange pendant 1 heure.
3. Rincer les légumes mix.
4. Peler et couper les carottes en petits cubes.
5. Peler et hacher l'ail.
6. Dans quatre grandes feuilles de papier d'aluminium, répartir les légumes, l'ail et les filets de morue sur le dessus.

7. Saupoudrer de sel et poivre au goût.

8. Arroser d'huile d'olive et de jus de lime.

9. Sceller le papier d'aluminium et cuire au barbecue pendant 20-30 minutes.

10. Saupoudrer avec de l'aneth hachée et servir immédiatement avec des quartiers de citron frais.

JOUR 7

PETIT DÉJEUNER
SMOOTHIE DE BAIE ET CITROUILLE

Pour 2 portions

Ingrédients:

- 230 ml de lait.
- 120 g de purée de citrouille fraîche.
- 30 g de canneberge fraîche.
- 30 g de noix de cajou brutes trempées.
- 1 petite pomme coupée en gros morceaux.
- ½ orange pelée.
- 2 cuillères à soupe de crème de noix de coco.
- ¾ cuillère à café de cannelle.
- 5-10 gouttes de miel brut, selon l'envie.

Instructions:

1. Mettre tous les ingrédients dans un mélangeur haute puissance et mélanger jusqu'à consistance lisse.

DÉJEUNER
CREVETTES CROUSTILLANTES À LA COCO
Pour 4 portions

Ingrédients:

- 280 g de crevettes pelées.
- 3 cuillères à soupe de noix de coco en poudre.
- 4 cuillère à soupe de potage.
- 2 cuillères à soupe d'huile d'olive.
- 1 jus de citron ou de lime fraîchement pressé.
- 1 poignée de coriandre hachées.
- Poivre moulu frais.

Pour la sauce:

- 6-8 cuillères à soupe de soupe au lait de coco.
- 1 cuillère à soupe d'huile de sésame.
- 1 cuillère à soupe de graines de sésame.

Pour la garniture:

- 400 g de brocolis.
- 2 cuillères à soupe d'huile d'amande ou d'huile d'olive.
- 2 cuillères à soupe d'amandes blanchies.

Instructions:

1. Placer les crevettes dans un sac de congélation avec la noix de coco en poudre, et le poivre.
2. Agiter plusieurs fois pour bien mélanger sur les crevettes.

Pour la sauce:

1. Faire chauffer une casserole à feu doux, placer tous les ingrédients dedans et remuer.
2. Laisser mijoter quelques minutes, puis verser dans un bol.

Pour la garniture:

1. Porter une casserole d'eau à ébullition et y plonger les brocolis pendant 3 à 4 minutes.
2. Arrêter la cuisson, égoutter et rincer sous l'eau froide pour préserver la couleur verte.
3. Mettre le brocoli dans un autre bol, arroser d'huile d'amande (ou d'huile d'olive)
4. Saupoudrer d'amandes blanchies.

Pour cuire les crevettes:

1. Dans une casserole avec l'huile d'olive à feu moyen.
2. Faire revenir les crevettes 3 à 4 min. en remuant souvent.
3. Les disposer sur un plat et assaisonner de jus de citron.
4. Parsemer de coriandre hachée.
5. Verser la sauce dans un petit bol a côté pour les tremper lors de la dégustation.
6. Servir immédiatement.

COLLATION
NOIX DE CAJOU AU CURRY
Pour 2 portions

Ingrédients:

- 360 g de noix de cajou, entières ou en morceaux.
- 2 cuillères à soupe de poudre de curry.
- 2 cuillères à soupe d'eau.
- 1 cuillère à soupe de miel.
- 1 cuillère à café d'huile d'olive.
- 1 cuillère à soupe de sel de mer, à ajouter au goût.

Instructions:

1. Préchauffer le four à 120°C et mettre du papier sulfurisé sur une plaque de pâtisserie.
2. Mélanger les ingrédients avec les noix de cajou.
3. Répartir les noix sur la plaque et rôtir pendant 35-40 minutes.
4. Les transférer dans un récipient hermétique.
5. Servir.

DÎNER
SALADE DE POISSON AUX RAISINS
Pour 2 portions

Ingrédients:

- 2 filets de poisson de votre choix.
- ½ cuillère à soupe d'huile de noix de coco.
- 1 grosse laitue romaine hachée.
- 1/4 d'avocat coupé en fines tranches.
- 2 branches de céleri finement haché.
- ½ oignon rouge finement haché.
- 60 ml d'huile d'olive extra vierge.
- 1 cuillère à soupe de moutarde.
- 3 cuillères à soupe de jus de citron frais.
- 1 gousse d'ail hachée.
- Olives vertes.
- Raisins rouges.
- Sel.
- Poivre.

Instructions:

1. Dans une poêle, chauffer l'huile de noix de coco à feu moyen.
2. Ajouter le poisson et laisser dorer sans sur-cuisson de chaque côté, environ 2 minutes de chaque côté.

3. Dans un grand bol, mélanger les poissons, la laitue, le céleri, l'oignon rouge, tranches d'avocat, les olives et les raisins.

4. Dans un autre bol, fouetter ensemble l'huile d'olive, la moutarde, le jus de citron et l'ail

5. Assaisonner au goût avec le sel et le poivre.

6. Arroser la salade avec la vinaigrette et bien mélanger.

7. Servir immédiatement.

SEMAINE 4

LES PETIT-DÉJEUNERS

★Omelette aux chanterelles et aux herbes

★Muesli énergétique

★Smoothie chai coco-banane

★Smoothie Tropical

★Petit Déj' de patates poêlées au pesto

★Crumble aux Fruits Rouges

★Smoothie Paléo

LES DÉJEUNERS

★Salade colorée

★Wok de poulet et brocolis

★Salade de thon au chou rouge

★Salade de pois grecque

★Ceviche de crevettes

★Poitrine de poulet

★Salade style paléo antipasti

LES COLLATIONS

★Graines de citrouille à la vanille

★Apéritif paléo aux figues fraîches

★Avocat paléo

★Boule d'énergie à la noix de coco et au citron

★Baba-Ghanoush paléo

★Boisson super énergisante

★Noix et fruits secs

LES DÎNERS

★Boeuf frit aux légumes

★Boeuf au curry aux épinards et pommes de terre

★Spaghetti Carbonara

★Poulet aux asperges et aux champignons avec crémeuse au citron

★Boules de boeuf au basilic thaï

★Burger paléo à l'avocat, aux oignons caramélisés et vinaigre balsamique

★Gratin de courges

JOUR 1

PETIT DÉJEUNER
OMELETTE AUX CHANTERELLES ET AUX HERBES

Pour 2 portions

Ingrédients:

- 4 œufs
- 2 grosses poignées de chanterelles
- 3 cuillères à soupe d'huile d'olive.
- 2 cuillères à soupe d'eau.
- Herbes fraîches de votre choix (persil, romarin, coriandre) hachées
- Sel de mer.

Instructions:

1. Rincer les champignons pendant 15 minutes dans de l'eau claire et potable, et couper les tiges.
2. Dans une poêle moyenne, ajoutez 2 cuillères à soupe d'huile d'olive et chauffer à feu doux.
3. A feu vif, cuire les champignons dans l'huile et baisser le feu progressivement.
4. Réduire à feu doux et assaisonner avec le sel.
5. Retirer les champignons de la poêle et les mettre de côté dans un bol.
6. Dans un bol, fouetter 2 oeufs et ajouter une cuillère à soupe d'eau.
7. Bien mélanger jusqu'à consistance lisse.

8. Dans la poêle, faire chauffer une cuillère à soupe d'huile d'olive.

9. Versez les oeufs et les herbes dans la poêle, en veillant à couvrir toute la surface.

10. Utilisez une spatule pour retourner l'omelette doucement.

11. Lorsque votre omelette est prête, remplir une moitié avec 1/2 portion de champignons et fermer l'autre moitié de l’omelette.

12. Laissez cuire pendant 1 à 2 minutes.

13. Retirer du feu et placer l'omelette sur une assiette.

14. Faire la même chose pour la deuxième omelette.

15. Servir immédiatement.

DÉJEUNER
SALADE COLORÉE
Pour 4 portions

Ingrédients:

- 1/2 chou rouge.
- 1/2 salade frisée.
- 1 poivron jaune.
- 4 oranges tomates.
- 10 tomates cerises.
- 8 Radis.
- 1/2 Ananas coupé en tranches.
- 1 poignée de graines de citrouille.
- 4 cuillères à soupe de la vinaigrette de votre choix.

Instructions:

1. Nettoyer, peler, trancher et hacher tous les légumes en morceaux.
2. Mélanger les tous dans un bol jusqu'à ce qu'ils soient bien combinés.
3. Saupoudrer de graines de citrouille et ajouter votre vinaigrette préférée.
4. Servir immédiatement

COLLATION
GRAINES DE CITROUILLE À LA VANILLE
Pour 2 portions

Ingrédients:

- 60 g de graines de citrouille.
- 2 cuillères à café de miel.
- 2 cuillères à café de sucre de coco.
- 1 cuillère à café d'extrait de vanille.
- De l'eau (préalablement bouillie).

Instructions:

1. Préchauffer le four à 150°C.
2. Dans un bol moyen, mélanger le miel, le sucre de noix de coco et l'extrait de vanille.
3. Cuire à la poêle pour obtenir une pâte épaisse, puis ajouter une petite goutte d'eau bouillie pour la fluidifier afin d'avoir un sirop lisse.
4. Verser les graines de citrouille dedans et remuer le mélange jusqu'à ce que se forme une couche uniforme. Et ensuite faites-en des boules que vous laisserez sur le côté.
5. Ajoutez une généreuse cuillère pleine de graines de citrouille sur une plaque à pâtisserie afin de la recouvrir entièrement.
6. Cuire pendant 15-20 minutes jusqu'à ce que la plupart des graines aient bruni.
7. Sortir du four et laisser refroidir pendant quelques minutes.
8. Une fois qu'elles sont un peu refroidies, vous pouvez coller les graines sur vos boules.
9. Servir.

DÎNER
BOEUF FRIT AUX LÉGUMES
Pour 2 portions

Ingrédients:

- 340 g de steak coupé en lamelles.
- 1 brocoli.
- 1 chou-fleur.
- 3 carottes (ou légumes de votre choix).
- 1 oignon blanc coupé en fines tranches.
- 1 gousse d'ail hachée.
- 1 cuillère à café de gingembre moulu.
- 100 ml d'eau.
- 2 cuillères à soupe d'huile de noix de coco.
- Sel.
- Poivre.

Instructions:

1 Dans un petit bol, mélanger l'eau, le gingembre moulu et l'ail haché.

2. Assaisonner avec le sel et le poivre au goût.

3. Chauffer l'huile de noix de coco dans une grande poêle ou un wok à feu moyen.

4. Faire sauter le boeuf jusqu'à ce qu il soit cuit, environ 4-6 minutes.

5. Retirer le steak de la poêle.

6. Dans la même poêle, faire cuire les oignons, le brocoli, le chou-fleur et carottes environ 5 minutes.

7. Ensuite, ajoutez la viande de bœuf dans la casserole et ajouter le mélange du petit bol dans la poêle.

8. Laissez cuire pendant 2-3 minutes, puis retirer du feu.

9. Servir immédiatement.

JOUR 2

PETIT DÉJEUNER
MUESLI ÉNERGISANT

Pour 1 portion

Ingrédients:

- 120 ml de lait de coco.
- 30 gr de farine d'avoine.
- 1/2 banane en tranches.
- 1 cuillère à soupe peanut de purée de cacahuètes.
- 1 cuillère à café de miel brut.
- 1 cuillère à café d'huile de lin.

Instructions:

1. Mettre tous les ingrédients dans un bol et les mélanger pour un muesli.
2. Servir immédiatement.

DÉJEUNER
WOK DE POULET ET BROCOLIS
Pour 2 portions

Ingrédients:

- 1 tête de brocoli.
- 240 gr de poitrine de poulet.
- 1 gousse d'ail.
- 1 oignon.
- 120 ml de tamari.
- 1 cuillère à café d'huile d'olive.
- Poivre.

Instructions:

1. Couper le brocoli et le faire cuire à la vapeur jusqu'à ce qu'il soit tendre.
2. Couper l'oignon en lanières, les faire frire dans une poêle avec de l'huile d'olive.
3. Ecraser la gousse d'ail et l'ajouter à la poêle.
4. Couper le poulet en petits morceaux et le faire revenir avec les oignons et l'ail.
5. Ajouter le brocoli à la poêle et la sauce tamari pour mélanger.
6. Poivrer au goût.
7. Servir immédiatement.

COLLATION
APÉRITIF PALÉO AUX FIGUES FRAÎCHES

Pour 4 portions

Ingrédients:

- 120 gr de lardons
- 4 figues fraîches en coupe longitudinale.
- ¼ de fromage de chèvre, coupé en petits morceaux.
- 2 cuillères à soupe de miel.
- Thym.

Instructions:

1. Préchauffer le four à 175°C.
2. Faire revenir les lardons dans une poêle et les mettre sur une assiette recouverte de papier absorbant.
3. Avec le dos d'une cuillère, appuyez doucement sur la chair des figues jusqu'à creuser à l'intérieur du fruit.
4. Dans un bol, mélanger le bacon, le fromage de chèvre et le miel.
5. Ajouter le mélange aux figues.
6. Saupoudrer le thym sur les figues.
7. Cuire au four pendant 7 minutes.
8. Servir immédiatement.

DÎNER
BOEUF AU CURRY AUX ÉPINARDS ET POMMES DE TERRE
Pour 4 portions

Ingrédients:

- 480 gr de boeuf haché.
- 125 gr d'épinards.
- 1 cuillère à soupe d'huile d'olive.
- 2 gousses d'ail.
- 2 tomates hachées.
- 4 pommes de terre pelées et coupées en 4 ou 6.
- 2cm racine de curcumin.
- 1 cuillère à café de poudre de curry.
- Sel.
- Poivre.

Instructions:

1. Brunir le boeuf haché dans une poêle, pendant environ 7 minutes à feu moyen avec de l'huile d'olive.
2. Ajouter les gousses d'ail et les tomates.
3. Mélanger constamment.
4. Pendant la cuisson de la viande, peler et râper la racine de curcumin.
5. Incorporer le curcumin, le curry, le sel et le poivre dans le mélange de viande.
6. Cuire pendant 3 minutes.

7. Poursuivre la cuisson, à couvert, pendant 10 minutes.
8. Si nécessaire, ajouter de l'eau.
9. Piquez les pommes de terre pour assurer leur bonne cuisson. Retirer une fois tendre à l'intérieur.
10. Ajouter les feuilles d'épinards au mélange de viande.
11. Remuer délicatement et cuire rapidement pendant 2 minutes de plus.
12. Servir immédiatement.

JOUR 3

PETIT DÉJEUNER
SMOOTHIE CHAI COCO-BANANE
Pour 1 portion

Ingrédients:

- 2 bananes congelées.
- 2 cuillères à soupe de lait de coco.
- 1/4 cuillère à café de vanille, cannelle, clou de girofle et gingembre.
- 240 ml d'eau.

Instructions:

1. Mettre tous les ingrédients dans votre mélangeur
2. Mélanger jusqu'à consistance lisse.
3. Servir immédiatement

DÉJEUNER
SALADE DE THON AU CHOU ROUGE
Pour 2 portions

Ingrédients:

- 1 moitié d'un gros chou rouge.
- 1 boîte de thon.
- 1 cuillère à soupe de graines de sésame.
- 2 cuillères à soupe de graines de citrouille.
- Huile de noisette, noix ou olive.
- Vinaigre balsamique.
- Sel.

Instructions:

1. Avec une râpe, râper finement le chou rouge.
2. Émietter le thon et le mélanger avec le chou.
3. Assaisonner avec le vinaigre balsamique, huile d'olive, le sel et du jus de citron (facultatif).
4. Griller rapidement les graines de citrouille dans une casserole pendant 5 minutes.
5. Dans chaque assiette, saupoudrer à la cuillère la salade de chou de graines de citrouille et de sésame.
6. Servir immédiatement.

COLLATION
AVOCAT PALÉO
Pour 2 portions

Ingrédients:

- 1 avocat
- 1 citron fraîchement pressé.
- 1 cuillère à soupe d'oignon haché.
- 140 gr de thon sauvage.
- Sel de mer.
- Poivre.

Instructions:

1. Couper l'avocat en deux et enlever le noyau des deux moitiés et les placer dans un bol - en
2. Ecrasez l'avocat dans le jus de citron et l'oignon.
3. Ajouter le thon, le sel et le poivre et mélanger à nouveau.
4. Ajustez la saveur avec du sel de mer et poivre, si nécessaire.
5. Servir immédiatement.

DÎNER
SPAGHETTI CARBONARA
Pour 2 portions

Ingrédients:

- 1 grosse courge.
- 1 oignon haché.
- 150 g de lardons.
- 200 g de crème de noix de coco.
- 3 jaunes d'oeufs.
- Huile d'olive.
- Sel et poivre.

Instructions:

1. Préchauffer le four à 175°C.
2. Couper la courge en deux sur la longueur et enlever les graines.
3. Mettez les deux moitiés dans un bol.
4. Remplir à moitié avec de l'eau chaude, puis cuire au four pendant 30 minutes.
5. Collecter la chaire de la courge avec une fourchette - cela permettra aux «spaghettis» de se former naturellement.
6. Peler et couper l'oignon et le faire frire dans une poêle avec un peu d'huile d'olive.
7. Ajouter les lardons et faites cuire.

8. Ajouter la crème et laisser cuire un peu, puis les jaunes d'œufs et bien mélanger.

9. Ajouter les spaghettis et mélanger.

10. Ajuster l'assaisonnement au goût

11. Servir immédiatement.

JOUR 4

PETIT DÉJEUNER
SMOOTHIE TROPICAL
Pour 1 portion

Ingrédients:

- 140 g de papaye affinée.
- 2-3 petites goyaves.
- 1 bouquet de persil.
- 1 cuillère à café de jus de citron fraîchement pressé.
- 1/2 cuillère à café de gingembre haché.
- 1 cuillère à café de graines de lin.
- 1 cuillère à café de sucre brun ou sirop d'érable.
- 3-4 cubes de glace.

Instructions:

1. Rincer tous les fruits.

2, Une fois préparés, mélanger le tout dans un mixeur avec de la glace.

3. Servir immédiatement.

DÉJEUNER
SALADE DE POIS GRECQUE
Pour 2 portions

Ingrédients:

- 600 gr de haricots blancs en conserve.
- 8 tomates séchées.
- 280 gr de tomates cerises allongées.
- 200 g de feta.
- 40 olives noires.
- 1 oignon rouge.
- 2 cuillères à soupe d'huile d'olive.
- 4 cuillères à soupe de vinaigre balsamique rouge.

Instructions:

1. Égoutter les haricots et les placer dans un bol.
2. Couper les tomates séchées.
3. Laver et couper les tomates en deux.
4. Couper la feta en cubes.
5. Vider les olives et les couper en quartiers.
6. Peler l'oignon et le couper en tranches.
7. Mélanger et assaisonner avec l'huile, le vinaigre et les épices.
8. Servir immédiatement.

COLLATION
BOULE D'ÉNERGIE À LA NOIX DE COCO ET AU CITRON

Pour 18 Portions

Ingrédients:

- Dates, dénoyautées et hachées.
- 1 citron, et le zeste.
- Jus du citron fraîchement pressé.
- 50 g de graines de chia.
- 180 g d'amandes.
- 60 g de noix de coco râpée.
- ¼ cuillère à café de sel de mer.
- 1 cuillère à soupe d'huile de noix de coco.

Instructions:

1. Faire le zeste de citron et le mettre de côté.
2. Mettre le jus de citron dans un bol.
3. Y ajouter le chia et bien mélanger.
4. Mélanger les amandes et les dates dans le bol d'un robot culinaire.
5. Mélanger jusqu'à finement broyé, environ 60 secondes.
6. Ajouter la noix de coco râpée, le sel marin, huile de noix de coco, le zeste, et le mélange de jus chia / citron.
7. Mélanger dans le robot jusqu'à ce que le mélange soit grumeleux et humide, environ 60 secondes.

8. Faire deux grosses boules de ce mélange et saupoudrer de noix de coco, si désiré.

9. Réfrigérer 30 minutes.

10. Servir immédiatement.

* Conserver au réfrigérateur dans un récipient hermétique.

DÎNER

POULET AUX ASPERGES ET AUX CHAMPIGNONS AVEC CRÉMEUSE AU CITRON

Pour 4 portions

Ingrédients:

- 3-4 grosses poitrines de poulet.
- 8 pointes d'asperges. Coupe de taille moyenne en morceaux de 2.5cm.
- 225 gr de champignons tranchés.
- 2 cuillères à soupe d'huile de noix de coco.
- 3 gousses d'ail écrasées.
- 180 ml de lait de coco.
- Jus d'1 citron fraîchement pressé.
- Zest de 1 citron.
- Sel, au goût.

Instructions:

1. Commencer par chauffer une grande poêle à feu vif.
2. Une fois chaude, ajouter 1 cuillère à soupe d'huile de noix de coco.
3. Placer le poulet dans la poêle, chauffer environ 3 minutes de chaque côté, et mettre de côté.
4. Ajouter le reste de l'huile de noix de coco, si nécessaire.
5. Mélanger dans la poêle l'ail écrasé, les asperges et les champignons.
6. Faire sauter jusqu'à ce que les asperges soient croustillants, et les champignons doux et parfumés, environ 10 minutes.
7. Remettre le poulet dans la poêle.

8. Ajouter le lait de coco, le jus de citron et le zeste de citron.
9. Baisser à feu moyen et couvrir la poêle avec le couvercle.
10. Laisser mijoter jusqu'à voir de petites bulles, puis baisser à feu doux.
11. Cuire pendant encore 3-5 minutes ou jusqu'à ce que le poulet soit bien cuit.
12. Ajouter le sel au goût et servir avec du riz, ou des pâtes.
13. Servir.

JOUR 5

PETIT DÉJEUNER
PETIT DÉJ' DE PATATES POÊLÉES AU PESTO

Pour 1 portion

Ingrédients:

Pour le Pesto:

- 4 cuillères à soupe de basilic frais haché.
- 67gr de chou frais.
- 75gr d'amandes.
- 2 grosses gousses d'ail.
- 2 cuillères à soupe d'huile d'olive extra vierge.
- 1 cuillère à café de jus de citron.
- 1 cuillère à café de sel de mer rose.
- 1/2 tour de moulin à poivre.
- Facultatif: 1/4 cuillère à café de flocons de piment rouge.

Pour tout le reste:

- 1 cuillère à soupe d'huile d'olive extra-vierge.
- 1 grosse patate douce émincée.
- 2-4 pommes de terre violettes, coupées en tranches minces.
- 2 œufs entiers.

Instructions:

1. Chauffer l'huile dans une poêle.
2. Ajouter les pommes de terre en tranches et laisser cuire pendant 5 minutes.
3. Ajouter 1 cuillère à soupe d'eau et couvrir la poêle avec un couvercle.
4. Après 5 minutes, retirer le couvercle et mélanger les pommes de terre.
5. Pendant la cuisson mélanger les ingrédients du pesto dans votre mélangeur.
6. Verser le pesto sur les pommes de terre et mélanger jusqu'à ce qu'il soit complètement incorporé.
7. Craquer les œufs dedans et laisser cuire pendant 5-10 minutes.
8. Une fois les blancs d'œufs cuits, retirer du feu et saupoudrer de flocons de piment rouge (facultatif)
9. Servir immédiatement.

DÉJEUNER
CEVICHE DE CREVETTES
Pour 2 portions

Ingrédients:

- 12 crevettes pelées.
- 1 citron.
- 1 oignon rouge.
- 2 poivrons: 1 jaune, 1 rouge.
- Persil.

Instructions:

1. Placez les crevettes dans un petit plat et les enduire avec du jus de citron.
2. Réfrigérer pendant au moins deux heures.
3. Enlever, sécher les crevettes et mélanger avec l'oignon finement haché et les poivrons en dés.
4. Ajouter le persil haché et mélanger à nouveau.
5. Servir frais.

COLLATION
BABA-GHANOUSH PALÉO
Pour 2 portions

Ingrédients:

- 2 grandes aubergines.
- 2 gousses d'ail hachées.
- 2 cuillères à soupe jus de citron frais.
- 2 cuillère de café d’huile d'olive extra vierge.
- Sel.
- Poivre.
- 2 cuillères à soupe de tahini (facultatif).
- 1 cuillère à café de cumin (facultatif).
- Persil frais pour la garniture.

Instructions:

1. Pour rôtir les aubergines, soit utiliser votre gril, la flamme d'une cuisinière à gaz ou votre four à 205°C.
2. Mettre les aubergines grillées dans un bol d'eau froide puis retirer la peau.
3. Placer les aubergines grillées, l'ail, le jus de citron, le tahini, l'huile d'olive, le cumin dans un mélangeur.
4. Mélanger jusqu'à consistance lisse.
5. Assaisonner au goût avec le sel et le poivre.
6. Laisser refroidir au réfrigérateur et servir avec de l'huile d'olive sur le persil frais.
7. Servir immédiatement.

DÎNER
BOULES DE BOEUF AU BASILIC THAÏ
Pour 2 portions

Ingrédients:

- 4 gousses d'ail hachées.
- 900 gr de bœuf haché.
- 60 gr de farine d'amandes.
- 2 oeufs
- 1 poivron rouge rôti haché.
- 4 cuillères à soupe de sauce soja sans blé.
- 1 cuillère à café de sauce poisson.
- 1 cuillère à café de Sriracha.
- 1 poignée de feuilles de basilic frais haché.
- 1 zeste de citron vert.
- Sel.

Instructions:

1. Préchauffer le four à 205°C.
2. Dans une petite poêle, faire chauffer une cuillère à café ou 2 de votre graisse de choix.
3. Faire revenir l'ail jusqu'à ce qu'il soit doré.
4. Dans un grand bol, fouetter ensemble tous les ingrédients sauf le boeuf.
5. Ajouter le boeuf et bien mélanger, faire en sorte que tout soit bien combiné.

6. Répartir le mélange, en utilisant une cuillère à biscuits, sur une feuille de parchemin ou de cuisson.
7. Placez la feuille de cuisson dans le four jusqu'à ce que ce soit cuit et que le dessus soit légèrement bruni. Environ 20-30 minutes.
8. Servir immédiatement.

JOUR 6

PETIT DÉJEUNER
CRUMBLE AUX FRUITS ROUGES

Pour 2 portions

Ingrédients:

- 600 g de fruits rouges fraises, framboises, mûres, cassis.
- 1 cuillère à soupe de poudre de vanille.
- 1 cuillère à soupe de cannelle.
- 2 cuillères à soupe de sucre brun.
- 60 gr de muesli biologique.
- 2 cuillères à soupe d'amandes effilées.

Instructions:

1. Mélanger les baies de façon à ce que le mélange soit homogène.
2. Ajouter la poudre de vanille, la cannelle et le sucre brun et mélanger.
3. Verser le mélange de baies dans un plat de cuisson.
4. Garnir avec les amandes et le muesli biologique.
5. Cuire au four 25 minutes à 175°C.
6. Laisser refroidir.
7. Servir.

DÉJEUNER
POITRINE DE POULET
Pour 2 portions

Ingrédients:

- 280 g de pois chiches en conserve.
- 2 poitrines de poulet.
- 2 cuillère à café d'huile de canola.
- 1 gros oignon haché.
- 2 poivrons rouges.
- 1 courgette.
- 4 cornichons.
- 4 cuillère à soupe de vinaigre balsamique blanc.
- 240 ml d'eau.
- 1 citron.
- 1 piment.

Instructions:

1. Rincer et sécher les poitrines de poulet et les couper en morceaux.
2. Les faire frire dans l'huile de canola, assaisonner et mettre de côté.
3. Peler l'oignon et rincer les poivrons.
4. Les trancher et les faire frire dans l'huile d'olive.
5. Couper la courgette et l'ajouter avec les poivrons et l'oignon.
6. Couper les cornichons et les faire cuire avec les autres légumes.
7. Mettre les pois chiches, les légumes et la viande dans un bol.

8. Mélanger le vinaigre, l'huile, l'eau, le citron, et les épices, puis les verser sur la salade.
9. Servir immédiatement.

COLLATION
BOISSON SUPER ÉNERGISANTE

Pour 1 portion

Ingrédients:

- 2 pommes.
- 65 g de framboises.
- 1 citron - fraîchement pressé
- 1 cuillère à soupe de miel brut.
- 1 cuillère à café de poudre d'acérola.
- 1 cuillère à soupe de graines de chia.

Instructions:

1. Rincer les pommes et les couper en 4 morceaux.
2. Rincer les framboises.
3. Placer les deux ingrédients dans la centrifugeuse.
4. Presser le jus de citron et ajouter au mélange de fruits.
5. Ajouter le miel, acérola en poudre et mélanger.
6. Garnir avec les graines de chia et verser dans une bouteille.
7. Placer au réfrigérateur et laisser refroidir
8. Servir froid.

DÎNER
BURGER PALÉO À L'AVOCAT, AUX OIGNONS CARAMÉLISÉS ET VINAIGRE BALSAMIQUE

Pour 6 portions

Ingrédients:

- 680 g de boeuf haché maigre {environ 115gr par burger}
- 1 cuillère à café de sel.
- 1 cuillère à café de poivre.
- 1 cuillère à café d'ail en poudre.
- 2 cuillères à soupe d'huile de noix de coco.
- 2 petits oignons émincés.
- 2 cuillères à soupe de vinaigre balsamique.
- 1 tomate beefsteak coupée en 6 tranches épaisses.
- 2 avocats coupés en tranches.

Instructions:

1. Chauffer une poêle moyenne à feu moyen.
2. Ajouter 1 cuillère à soupe d'huile de noix de coco, une fois fondu ajouter les oignons.
3. Les faire sauter jusqu'à ce qu'ils soient caramélisés. Remuer de temps en temps - environ 10-15 minutes.
4. Ajouter le vinaigre balsamique. Faire sauter pendant 5 minutes, en remuant de temps, puis mettre de côté.
5. Former six hamburgers de 115gr avec le boeuf haché.

6. Assaisonner légèrement les deux côtés avec du sel, du poivre et de l'ail en poudre.
7. Faire chauffer une grande poêle à feu vif.
8. Ajouter 1 cuillère à soupe d'huile de noix de coco.
9. Placer les burgers dans la poêle et faire revenir chaque côté pendant 3-5 minutes.
10. Retirer de la poêle et laisser reposer pendant 1 minute.
11. Assembler les hamburgers et placez 1 grande tranche de steak de boeuf tomate sur une plaque, puis le hamburger, puis 2 cuillères à soupe d'oignons caramélisés balsamiques, et garnir de tranches d'avocat
12. Servir immédiatement.

JOUR 7

PETIT DÉJEUNER
SMOOTHIE PALÉO

Pour 1 portion

Ingrédients:

- 1 betterave fraîche.
- 67 g de chou.
- 1 mangue affinée.
- 1 banane affinée.
- 50 g d'ananas frais.
- 1 cuillère à soupe de graines de chia.
- 1 boîte de graisse de lait de coco.

Instructions:

1. Mélanger tous les ingrédients dans un mélangeur et pulser jusqu'à ce que le résultat soit lisse.
2. Servir frais.

DÉJEUNER
SALADE STYLE PALÉO ANTIPASTI
Pour 2-4 Portions

Ingrédients:

- 1 grande tête de laitue romaine hachée.
- 125 g de prosciutto coupé en lanières.
- 125 g de salami ou pepperoni coupé en cubes.
- 70 g de coeurs d'artichauts tranchés.
- 65 g d'olives.
- ½ piments mariné ou torréfié.
- Vinaigrette italienne pour le goût.

Instructions:

1. Mélanger tous les ingrédients ensemble.
2. Servir immédiatement.

COLLATION
NOIX ET FRUITS SECS
Pour 2 portions

Ingrédients:

- 80 g de mélange de noix (noix, noix de cajou, noisettes, amandes).
- 150 g de dattes, figues ou un mélange des deux.
- 1 cuillère à soupe de noix de coco râpée.
- 3 cuillères à café d'huile de noix de coco.
- raisins secs (facultatifs).

Instructions:

1. Mettre tous les ingrédients dans un robot culinaire et mélanger jusqu'à obtenir une pâte dans laquelle il ne reste que des morceaux de noix.
2. Verser le mélange dans un bol et ajouter les graines de tournesol.
3. Prendre un peu de pâte pour former une boule. Et en faire jusqu'à épuisement de la pâte.
4. Placer au réfrigérateur pendant au moins 1 heure.
5. Servir frais.

* Les balles peuvent être stockés dans le réfrigérateur dans un contenant hermétique pendant 5 jours

DÎNER
GRATIN DE COURGES
Pour 2-4 Portions

Ingrédients:

- 1 grosse citrouille.
- 200 g de viande hachée.
- 2 carottes.
- 1 oignon
- 1 échalote
- Du lait de coco.
- Huile d'olive.
- Sel et poivre.

Instructions:

1. Préchauffer le four à 150°C.
2. Peler la courge, enlever les graines et couper la courge en cubes de taille moyenne.
3. Mettre les cubes dans une grande casserole d'eau salée et cuire à couvert à feu moyen.
4. Une fois cuit, mettre la courge dans un mélangeur pour avoir une surface lisse et crémeuse, comme une purée de courge.
5. Ajouter le lait de coco pour le côté onctueux.
6. Peler la carotte, l'oignon et l'échalote.

7. Coupez-les en petits morceaux et les mettre dans une casserole avec l'huile d'olive à feu moyen.

8. Cuire pendant environ 3 minutes.

9. Ajoutez la viande hachée et faire un peu dorer la viande sur le feu

10. Mélanger le tout avec la citrouille, puis versez dans un plat de cuisson.

11. Cuire au four à pendant environ 10 minutes.

CONCLUSION

Le régime paléo est considéré comme l'un des meilleurs régime dans le monde et le but de ce livre fut de vous aider à faire le premier pas dans le monde paléo. Gardez en mémoire que les bienfaits n'apparaîtront pas du· jour au lendemain et que théoriquement vous devriez les ressentir à partir de 30 jours. Certaines personnes avant, et certaines après, cela dépend de chaque individu. Commencer ce régime paléo ne peut, dans tous les cas, que vous faire du bien et vous le réaliserez rapidement.

Comme expliqué dans ce livre, le régime paléo est plus qu'un régime, mais un mode de vie qu'il est important d'adopter et surtout de s'y tenir. Ce livre doit devenir votre partenaire dans ce défi et vous aider à surmonter les moments difficiles. Ne pas craquer et suivre les recettes une à une est la clé de votre réussite.

J'espère que vous avez apprécié toutes les informations que j'ai désiré partager avec vous dans ce livre.

Je vous souhaite une vie en pleine santé et que le régime paléo vous fasse du bien pour les nombreuses années à venir.

Printed in France by Amazon
Brétigny-sur-Orge, FR

13873568R00112